# 艾灸补虚

## 除寒湿

吴中朝 / 主编

中国轻工业出版社

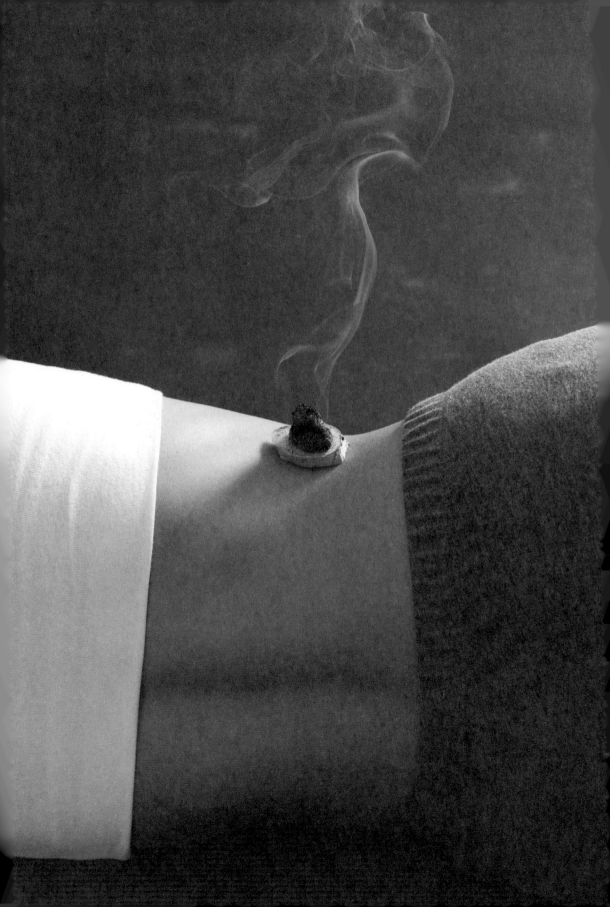

# 前言

头发黏腻爱出油，是湿气重吗？艾灸能改善吗？

气温稍有变化就感冒，艾灸可以根治吗？

艾灸出现灸疱，这是正常现象吗？该继续灸还是马上停止？

……

体内有湿的人，不仅头发爱出油，面部特别是鼻子部位也爱出油，此时不妨重点艾灸祛湿穴，不仅省时省力，效果也很显著。

人体被虚寒所困，就容易感冒，艾灸可以补虚祛寒，从根本上提升人体的免疫机能，让虚寒所致的病痛不再反复发作。

在艾灸的过程中，有时会出现起灸疱、咽喉红肿等情况，有些是正常现象，有些是因祛病心切，施灸的量和时间没有掌握好，不妨按照书中的办法调节一下。

书中不仅有感冒咳嗽、呃逆腹泻、失眠落枕等小病小痛的艾灸疗法，还根据人群的不同，涵盖了困扰老年人、女人、男人、小孩的常见病。给出艾灸方法，锁定关键穴位，按疗程艾灸，事半功倍。艾灸中出现了问题总是让人心里没底，书中告诉你哪些情况是正常的，哪些需要调理，让你放心艾灸。

还在担忧灸错穴位？按照书中真人骨骼图就能精准取穴，按图中标识艾灸，即可搞定全套流程。灸对灸好，不怕疾病困扰！

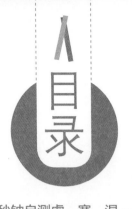

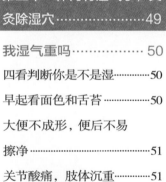

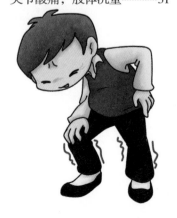

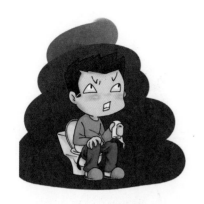

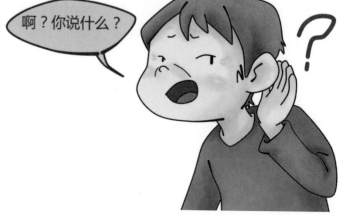

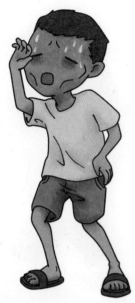

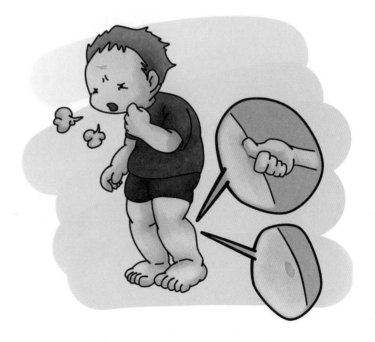

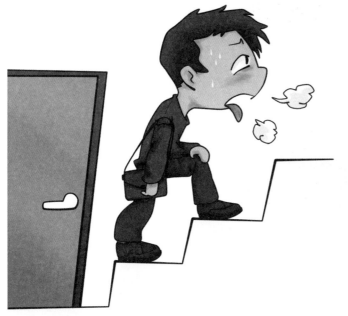

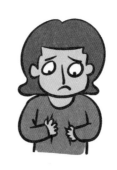

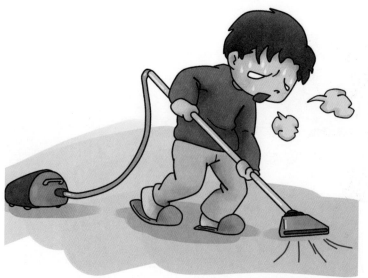

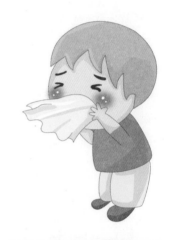

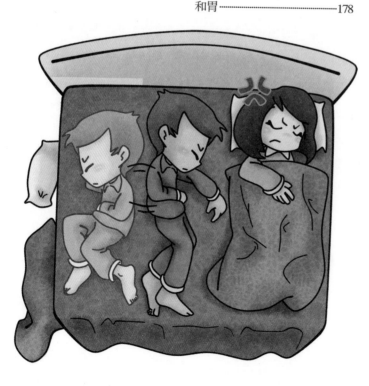

# 3秒钟自测虚、寒、湿

## 看看你是不是虚

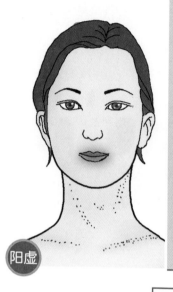

阳虚

肾阳虚通常会影响到脾胃，肾脾两脏的阳气都出现了不足，会导致面色萎黄无华或晦暗、黑眼圈、口唇发暗。

"肾其华在发"，肾阳不足的人易出现头发黄软稀疏、分叉、脱落。

一般牙齿脱落早。

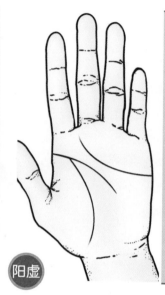

阳虚

手掌偏薄，掌形、大小鱼际不饱满、弹性差，手指偏细长，指根部变细，小指短小、变细或弯曲。

手掌颜色偏白或晦暗，光泽度差。

手脚发凉，一年四季手的温度都比常人低。

**面诊**        **手诊**

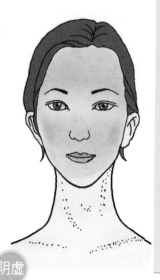

阴虚

脸形偏瘦，肤质较干，油脂分泌较少，容易出现过敏现象。

两眉之间及颧部易出现小而色浅淡、稀疏的痤疮。

眼睛不够水灵，有些人眼睛发干，眼角常见红血丝。

口唇偏干、易脱皮、干裂，或口唇内色红艳。

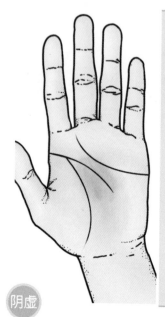

阴虚

掌心温度高于手背温度，常觉掌心发热，发烫。掌心颜色微红。

手掌、手指形态细长，掌形、指形欠饱满，劳累时弹性明显减弱。

手掌及手背皮肤干燥，易裂。

两个手心、两个脚心和心口窝发热，即"五心烦热"。

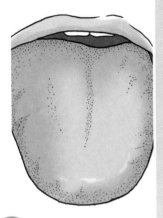

**阳虚**

舌体胖大、舌边有齿痕。

因为阳气不足时，身体里的水分就不能转化成身体需要的"津液"，水分一多，舌体就会胖大。

舌头胖了，而口腔就那么大，于是舌头边上就会有齿痕。

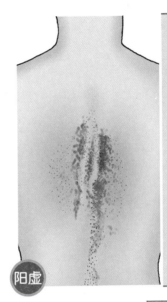

**阳虚**

刮拭心经、脾经、胃经、肾经、膀胱经有酸痛、出痧，伴有沙砾样不平顺感。严重者有刺痛及结节等阳性反应，还会有紫色、青色痧斑。由于身体里水分较多，湿气较盛，拔罐易出现水雾、水疱。

**舌诊**　　　　**痧诊**

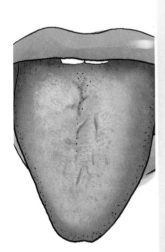

**阴虚**

舌体多瘦小，舌中线即舌中央易有裂纹，就像地面缺水干燥时呈现的龟裂现象一样，提示水分缺少，身体虚弱。

舌红少津、少苔或无苔，舌体易溃疡。

口干，想喝凉的，但即便喝水，每次喝的量并不多。

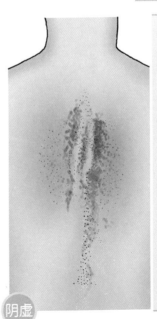

**阴虚**

阴虚体质者体内津液亏少，津血互生，血容量也相对偏少，脏腑组织失去滋润濡养，易血流缓慢而瘀滞，刮拭心经、肾经、膀胱经，容易出现少量淡红色或鲜红色的痧点、痧斑且有沙砾感、结节或疼痛的阳性反应。

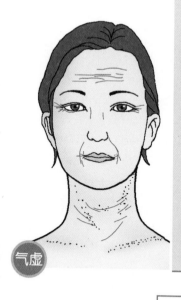

气虚

气虚的人，多面色苍白而欠光泽，口唇色淡。常面露倦容，与同龄人比较，面部肌肤松懈，特别是劳累后更为明显。中年以后，眉眼之间或略显凹陷、或早生皱纹。

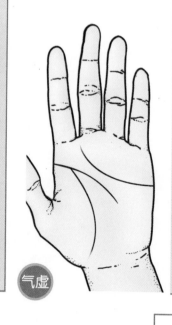

气虚

气虚的人，手绵软无力，手指手掌肌肉不饱满、弹性差，大小鱼际更明显。不饱满程度以及弹性差的程度与气虚的程度成正比，劳累后弹性更差，欠光泽。拇指形态不畅直，拇指根部变细。有一些人中指末节向小指一侧弯曲。

面诊　　　　　　　　手诊

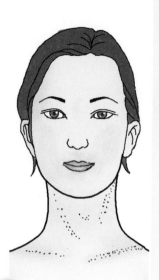

血虚

血虚的人往往体形比较瘦弱，面色苍白萎黄、憔悴而没有光泽，嘴唇呈淡白色，整个人显得很虚弱，没有精神。

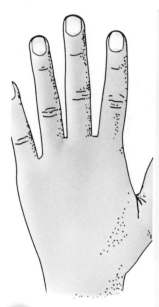

血虚

人在健康的时候，指甲是光滑红润的，轻压指甲再松开后，又变红润；如果指甲颜色苍白，缺乏血色，那说明身体出了问题，且一般见于血虚者。

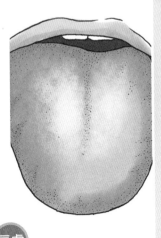

气虚

气虚的人，身体内的液体不能完全地转化为营养物质，于是舌头内和舌体表面的水分就比较多，舌体就会胖大；胖大的舌头在牙齿的挤压下，舌边会有齿痕；而且，舌色浅淡、舌苔薄白。

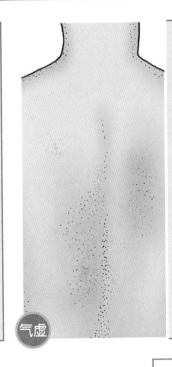

气虚

刮痧的时候出痧很少，而且出痧的速度也很慢。疼痛程度较轻，性质多为酸痛，刮痧时感觉肌肉松软和有较软的沙砾感、结节等阳性反应。如果拔罐，会出现水雾。痧斑易出现的部位有肺经、大肠经、脾经、胃经循行部位。

## 舌诊　　　　　　　　　　　　痧诊

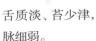

舌质淡、苔少津，脉细弱。

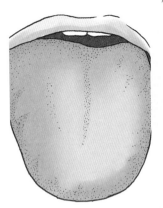

血虚

血虚

刮痧时不易出痧，痧色浅红，或呈分散的浅红痧点。疼痛多为酸痛，有气泡感、沙砾感、肌肉松软等阳性反应。由于脏腑、经络、组织器官气血供应不足，刮拭各经脉、脏腑器官有酸痛感，但出痧少，特别是心经、肝经循行部位。

# 看看你是不是寒

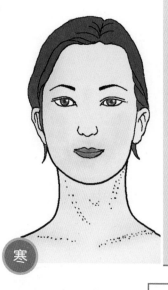

寒

面色发白、发青、发暗、发黑，颜色越暗，说明体内寒气越重，面色黯淡，没有血色。体内有寒兼有虚的人，容易出现头发稀少、脱落等现象。

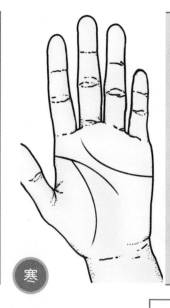

寒

手掌偏薄，掌形、大小鱼际不饱满、弹性差，手指形态偏细长。手掌颜色偏白或晦暗，光泽度差。全手都发凉，一年四季手的温度都比常人低，特别是手指、足趾更明显。

**面诊** | **手诊**

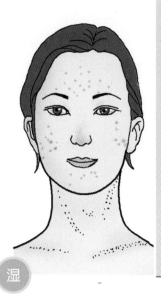

湿

湿气重的人面部颜色略黄，经常显得胖润，眼泡微浮，易过早出现凸显的下眼袋。面部油脂分泌多，感觉油润有余、油溢于表，鼻子的部位更为明显。

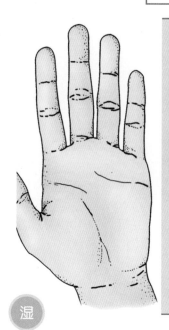

湿

湿气重的人手部最大的特点是手背、手掌皮肤油脂分泌旺盛，掌形多厚实，大鱼际多饱满，手掌颜色发暗，或手形无明显特点。手掌易出汗，有的人汗出发黏，这种人要警惕患上糖尿病。

# 看看你是不是湿

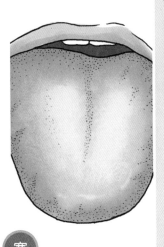

寒

舌体胖大、水分多，而且舌边有齿痕。舌体的颜色较淡或青暗，舌苔白滑。

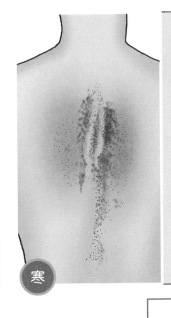

寒

刮拭心经、脾经、胃经、肾经、膀胱经，经常会有酸痛、出痧，伴有沙砾样不平顺的感觉。严重者会有刺痛以及结节等阳性反应，还会出现紫色、青色痧斑。

**舌诊**　　　　**痧诊**

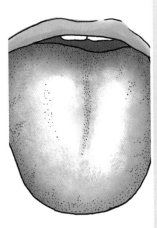

湿

舌体胖大，舌苔厚腻或苔薄而润。这也是因为水湿停聚在舌头里造成的。
痰湿越重，舌苔越厚，舌头越胖。
舌苔黄腻，舌质红，说明体内环境偏热。
舌质淡，舌苔白腻，说明体内环境偏寒。

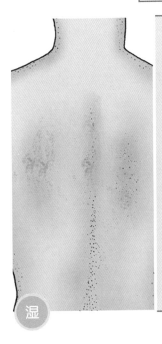

湿

湿气重的人刮痧时不易出痧。
痧色鲜红，提示体内环境偏热。
痧色暗或青紫，提示体内环境偏寒。
拔罐后罐体内多水雾，皮肤易出水疱。

# 这些情况不宜艾灸

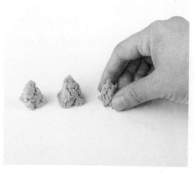

艾灸是通过身体上的各个穴位，借助穴位所在的经络将阳气输注于体内，调和体内阴阳，对全身大多数疾病有很好的调理或治疗作用，尤其是对身体的亚健康状况有很好的改善效果。但是，任何事情都不是绝对的，艾灸也存在一些禁忌。在给自己和家人艾灸前，先弄清这些，才能灸治百病。

# 注意！这些情况不能艾灸

艾灸，最关键的一点就是要灸对穴位，而穴位作为人体经络上特殊的点，遍布全身，艾灸的火力虽然温和，但有些娇嫩或关键的部位，还是难以承受的。更何况人的体质各有不同，所处的环境和身体状态也因时而异，那么人体都有哪些部位是禁止艾灸的呢？艾灸又有哪些禁忌证呢？

## 禁止艾灸的部位

1. 身体不宜进行直接艾灸的部位，最好不用瘢痕灸。如面部、颈部等暴露在外，凡灸后会影响美观的部位，以及有大血管经过的体表区域、黏膜附近，人体的关节处、乳头、阴部、睾丸等处也不宜用瘢痕灸，但常用悬提灸、隔物灸等，不受影响，依然可灸。

2. 经渠穴、曲泽穴、委中穴等穴不宜用瘢痕灸。人迎穴、承泣穴、睛明穴、四白穴、丝竹空穴、瞳子髎穴、攒竹穴禁灸。

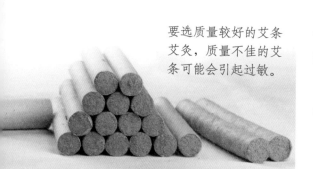

要选质量较好的艾条艾灸，质量不佳的艾条可能会引起过敏。

## 艾灸的禁忌证

1. 患有不适宜艾灸的疾病者，不宜艾灸。如严重的器质性心脏病伴有心功能不全者、精神分裂症患者，患有高热、高血压危象、肺结核大咯血、急性传染性疾病者。

2. 处在过饥、过饱、大量饮酒后、过于疲劳、精神情绪过于激动时，均不宜进行灸疗。

3. 皮肤痈疽、疮疖发作期间，局部红肿热痛者，不宜进行瘢痕灸，以防感染。

4. 艾灸时，要注意"守神"，即不要分散注意力；要持续艾灸，否则达不到预期效果。

5. 不要在封闭的空间、过热或过冷的环境艾灸，以免造成身体的不适。

# 孕妇、老人、孩子，艾灸多加注意

孕妇，正在孕育着新的生命；老人，身体功能处于衰退期；孩子，正是长身体的时候；这三种特殊群体，在生活中是需要多加照顾的。艾灸对他们的影响较常人不同，在给他们做艾灸时，都有哪些要多加注意的呢？

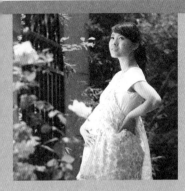 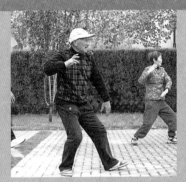 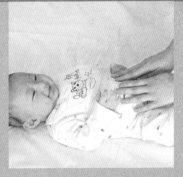

怀孕期间不要自行艾灸，若出现胎位不正等情况，要由专业医师根据情况选择是否艾灸。

给老年人艾灸的同时，要鼓励老年人参与适当的锻炼，如太极拳等，增强体质。

在给孩子艾灸时，可以先将自己的食指和中指放在艾灸的穴位上，感受艾灸热度，以免烫伤。

### 孕妇艾灸需注意

1. 准备怀孕的女性要谨慎艾灸，灸腹部时避免误灸石门穴，古人认为石门穴可能会影响怀孕。

2. 孕期的女性不要灸腰腹部，以免因艾灸造成流产或影响胎儿发育。为了宝宝的健康发育，孕妇最好不要经常艾灸。

### 给老人艾灸

1. 老年人的身体一般较弱，且体内的各个器官都处在功能衰退期，易患脑卒中等疾病。因此可多灸足三里穴和曲池穴预防，还可灸气海穴、肾俞穴、关元穴、三阴交穴等穴防衰老。

2. 艾灸防衰老的效果较好，但短期内效果并不明显，必须长期坚持，同时，还要配合适当的体育锻炼和饮食疗法。

### 给小儿艾灸

1. 给小儿艾灸时，应避免温度过高烫伤皮肤或温度过低没有效果。

2. 小儿艾灸不需要全身穴位都灸，最常用的几个穴位有：肺俞穴、身柱穴、脾俞穴、胃俞穴、神阙穴。

3. 小儿出现食积胃满等现象，可适当灸足三里穴。

4. 小儿艾灸的时间不宜过长。

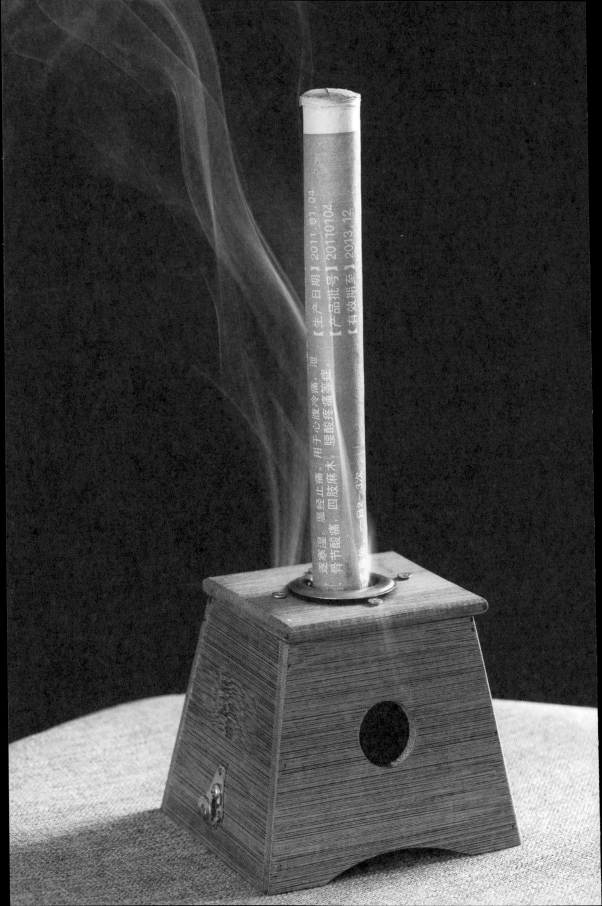

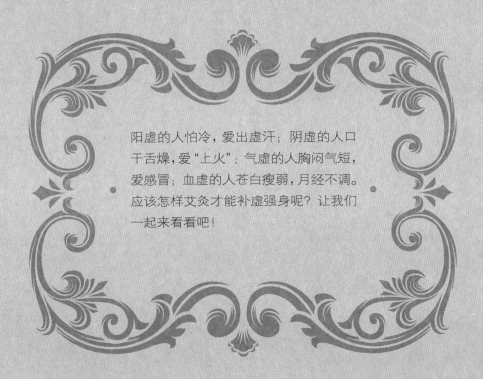

# 第一章

# 体虚了，艾灸强壮穴

阳虚的人怕冷，爱出虚汗；阴虚的人口干舌燥，爱"上火"；气虚的人胸闷气短，爱感冒；血虚的人苍白瘦弱，月经不调。应该怎样艾灸才能补虚强身呢？让我们一起来看看吧！

# 我体虚吗

## 四看判断你是不是虚

|  | 阳虚 | 阴虚 |
|---|---|---|
| 看脸色 | 多面色萎黄无华，或面色晦暗，以额头和下颏更为明显<br>口唇色发暗，皮肤不温<br>眼神不够敏锐，反应略显迟缓 | 多脸形偏瘦，肤质较干，油脂分泌较少<br>有时面色微红，多见于两颧之处出现娇嫩的浅淡红色<br>内眼角处多见红血丝，口唇偏干、易脱皮、干裂，或口唇颜色红艳<br>面部易出现小而色浅淡、稀疏的痤疮，多分布在两眉及颧部，也可见浅淡的黄褐斑 |
| 看舌头 | 舌体胖大，液体多，舌边有牙齿压出的齿痕 | 舌体瘦小，舌中央有裂纹，舌红少津、少苔，口腔溃疡反复发作 |
| 看二便 | 小便清长，大便溏薄 | 小便量少、色黄，大便秘结 |
| 看体感 | 怕冷，四肢冰冷，常感疲倦、乏力<br>不因天热或运动过后而自然出汗<br>常感冒，不容易痊愈 | 怕热，常感五心烦热，烦躁不安，影响睡眠，入睡后出汗异常<br>常感觉口渴，却喝水不多，饮后不解渴 |

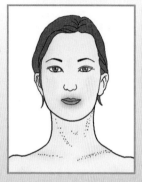
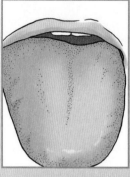
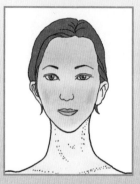
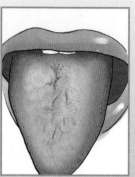

阳虚面色青暗　　　　阳虚舌体胖大　　　　阴虚脸形偏瘦　　　　阴虚舌体瘦小

|  | 气虚 | 血虚 |
|---|---|---|
| 看脸色 | 多面色苍白而欠光泽，口唇色淡<br>常面露倦容，与同龄人相比面部肌肤松弛，特别是劳累后更为明显<br>中年以后，眉眼之间或略显凹陷，或早生皱纹 | 面色苍白萎黄、憔悴而没有光泽，嘴唇、牙龈呈淡白色 |
| 看舌头 | 舌头内和舌体表面的水分比较多，舌体胖大<br>胖大的舌头在牙齿的挤压下，舌边会有齿痕<br>舌色浅，舌苔薄白 | 舌质淡，苔滑少津，脉细弱 |
| 看二便 | 二便无力，排便不尽 | 大便干燥 |
| 看体感 | 容易感觉疲怠，提不起精神，爱出虚汗，动则气短，抵抗力差，易感冒<br>手上绵软无力，手指、手掌肌肉不饱满、弹性差<br>口中无味，食欲缺乏，饮食喜欢重口味 | 体形较瘦弱，神疲乏力，头晕目眩，心悸失眠<br>女性月经延后，颜色淡且量少 |

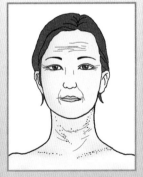
气虚早生皱纹

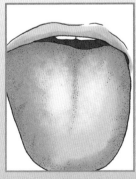
气虚舌苔薄白

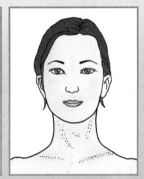
血虚嘴唇发白

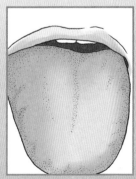
血虚舌质淡

## 手脚冰凉捂不热

阳虚的人，最大的特点就是容易手脚冰凉。体内阳气不足，四肢末端的毛细血管血液循环差，手脚就会冰凉。夏天还好，一到冬天就很受罪，有时睡一宿觉，醒来后脚还是冰凉的，只有在泡脚的时候才能暖和暖和，虽不是什么大病，但是影响了生活质量。

## 夜尿多，睡眠差

有的人晚上没喝多少水，在上床睡觉之前要跑卫生间，睡到半夜还是要起夜，有的甚至要起来几次，严重影响睡眠质量和第二天的精神状态。这种状况主要是由肾阳虚引起的，身体里的水不能运化利用，很快就变成废水排出体外，喝点水就去跑厕所。

## 动一动就出大汗

有一类人，他们不耐劳作，稍微活动一下就会大汗淋漓、气喘吁吁，甚至有时候没有活动，也会不自觉地出汗。中医将这种不因劳累活动、不因天热及穿衣过暖和服用辛散药物等因素而自然出汗的表现，称为自汗。

这种出汗，看起来是小毛病，但也会带来不少麻烦。其实，自汗也是由阳虚引起的，阳气的一个重要功能就是固摄、控制体内的液态物质，不使其丢失。

阳气不足时，人体腠理疏松，汗毛孔功能失常，体内阴液失去固摄，自然就出汗了。同时，腠理疏松后，外邪也很容易侵入，所以阳虚的人容易生病。

## 吃点辣的就长疮

阴虚的人身体里的"小火苗"已经蠢蠢欲动，再加上温热的食物，这就是火上浇油。凡是温燥的、辛辣的、香浓的食物都伤阴，比如辣椒、花椒、胡椒、生姜、桂皮、八角、小茴香、羊肉等。凡是跟辣、跟燥沾边的食物，阴虚的人都要谨慎对待。

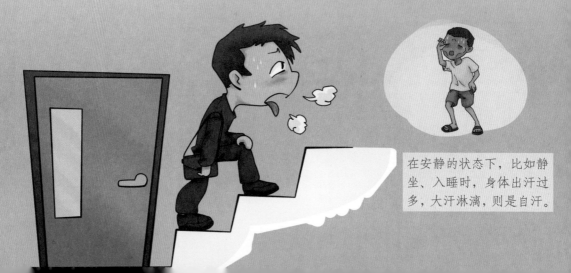

在安静的状态下，比如静坐、入睡时，身体出汗过多，大汗淋漓，则是自汗。

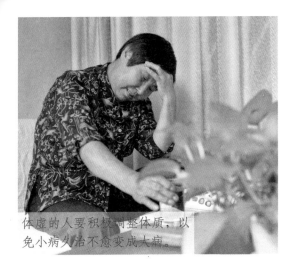

体虚的人要积极调整体质，以免小病久治不愈变成大病。

## 小病也会拖很久

同一种病，有的人病来得快，发病急且重，但痊愈得也快；有的人，病来得慢，表面上疾病表现不重，但就是痊愈得慢，甚至反复难愈。这是为什么呢？

说到底，这也是阳虚惹的祸。阳气主动，有保护身体、抵抗外邪的作用。而我们一般认为的疾病表现，如头痛、发热等，就是人体阳气抵御外邪，与外邪斗争时带来的一些反应。战斗得越激烈，症状表现得就会越重。当人体阳气不足时，抵抗外邪入侵的能力就弱，于是外邪一路长驱直入，没什么战斗，当然也就没有什么战斗反应了。这种患者的疾病表现，反而会比较轻，但实际上，外邪已经入侵得很深了，由于阳虚不能驱邪外出，所以外邪盘踞的时间就长，表现出来就是疾病痊愈得慢。

## 咽干口燥想吃凉

阴虚的人总是口渴、咽干，觉得水没喝够，大冷天也想喝凉水甚至冰水。因为阴虚多由热证、燥证引起，常感口渴喜冷饮。但过多的冷饮会进一步损害体内的阴液与阳气的平衡，会加重阴虚的症状。

## 吃个橘子就上火

橘子中含有大量糖分，热量高，当吃过多橘子后产生的大量热量不能及时转化为脂肪贮存，人体活动的需求又消耗不掉时，就会造成体内热量供过于求的状况，引起机体功能的紊乱而出现舌干燥、咽喉痛、便秘等现象，也就是人们常说的"上火"。阴虚的人体内水分本来就少，不能够充分消化橘子，更容易出现上火的现象。

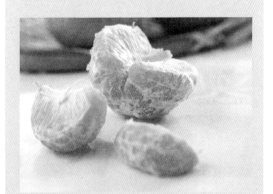

建议每天吃橘子最好不要超过 3 个。橘子吃得多不仅容易上火，还会影响人体对钙的吸收。

## 眼睛干涩视疲劳

如果时常感到眼干、眼涩、视力疲劳，要当心这是阴虚的征兆。阴虚的人最大的特点就是"干"。如果濡润眼睛的津液不足，眼睛就会干涩，更容易产生视疲劳。

## 总是便秘脸暗黄

阴虚的人出现因脾弱导致便秘的概率较大。脾的功能减弱了，胃肠蠕动就会减慢，食物的消化吸收也变得十分缓慢。这种情况可能是因为阴虚内热的人多喜欢喝冷饮，从而损伤了原本正常的阳气，导致脾功能下降。

## 经常憋闷，上不来气

如果将平和体质的人比作是"大马力"的汽车，那么，"小马力"的汽车就是气虚，动力不足，车速、载重量等方面就要稍弱一些。

气虚的人常感全身倦怠乏力，精神委顿，头昏耳鸣，经常感觉憋闷，喘不上来气。

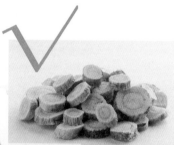

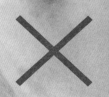

黄芪补气。

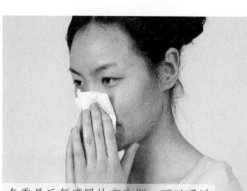

冬季是反复感冒的高发期，可以通过改善睡眠质量等方式调整身体状态。

## 气温稍变化就感冒了

每到换季降温的时候，有些人就会"毫无意外"地感冒，而且会出现反复感冒的症状。事实上，这是由于人体卫气不足造成的。

"卫"是保卫、守卫。卫气是人体保卫屏障，一旦不足，气的防御功能减弱，人就容易受到外邪侵犯。工作压力大的人，睡眠不足、休息不好，加之沉重的心理负担，久而久之，身体的抵抗力变差，气虚随之而来，人就容易受外邪侵袭而感冒。

气虚、阳虚的人最好不要食用白萝卜。

## 活动出冷汗，气虚惹的祸

有些人常常会有这种困惑：即使在温度不高的时候，只要一活动，身上就会出冷汗。这是为什么呢？其实这就是卫气不足的典型表现。

卫气不足，就如同身体的大门被打开了，体内的津液就通过汗液的形式跑到体外了。气虚的人，本来气的推动和防护的功能就差，津液再一直往外流失，身体将会越来越弱。还有一些人除了出冷汗，还会伴有气短的症状，一走路就会气喘吁吁的。

## 面色苍白气色差

面色是气血的"晴雨表"，面色苍白气色差说明肾气不足，这会抑制或减缓人体新陈代谢过程，使精血津液转化为能量减少，造成血虚。

有些人的面色还会呈现出萎黄，这说明肝气不足，肝主血，肝气不足会导致肝脏贮藏血液、调节血量的作用下降，出现血虚症状。

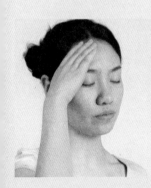 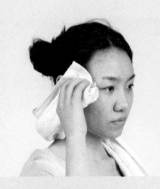

血虚眩晕的人，观察其面部，会发现面色苍白，没有光泽；观察嘴唇和指甲，会发现颜色浅淡。

久病未愈，或刚动过手术的人通常有气虚的症状，除了爱出冷汗外，说话也没有力气，身体虚弱，容易乏力，可以根据身体状况食用山药、人参、黄芪等补气食材。也可气血同补。

## 经常头痛眩晕

如果你时常出现不明原因的头痛眩晕等不适症状，可能是由于血虚造成的，这种头晕在中医被称为"血虚眩晕"。多因生血不足或失血过多引起。除头痛眩晕，还会出现心悸气短、神疲乏力、食欲不佳等症状，严重者还会感到手足麻木、心烦失眠。

因为"气为血之帅，血为气之母"，所以，这种因气血两虚引起的头痛眩晕的症状也会出现在气虚患者身上。

## 月经延后且量少

血虚的女性阴血不足，会导致月经量少，有时只有极少量的经血，色淡无块，并伴有头晕眼花、心悸气短等症状，同时面色萎黄，感到小腹有空坠感。

出现这种症状的血虚患者脾胃较虚弱，不能将所食水谷之物消化和运化，生血的原材料减少了，导致血海空虚，致阴血减少，出现月经延后、量少的现象。

人参、山药、黄芪有益气健脾的功效，常食可以资生化之源，使气生血长，补血养血，气充血足了，月经不调便能得到改善。

# 我为什么会体虚

## 肾阳不足是阳虚主因

　　决定体内阳气存在的第一个要素就是肾。肾是阳气的发源地和储存阳气的"大本营"，是健康长寿的根基。肾阳决定人体火种的质量和火源的数量，所以肾为先天之根。人一生中能量的多少在出生的那一刻就决定了，如果你能节省着用，寿命就长；如果恣意挥霍，寿命就短。大多数阳虚的人，都是由于肾阳不足造成的。

　　中医称小儿为"纯阳之体"，之所以这样叫，就是因为小儿先天肾精足，火种还很少被开发利用，火力足，代谢旺盛，正是处于生长、发育的状态，所以活泼好动。而老人多易阳虚，就是因为肾气衰了，肾精已经快消耗殆尽，火力不足了，所以喜静恶动。

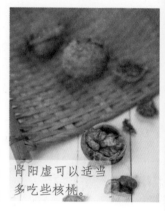

肾阳虚可以适当多吃些核桃。

## 脾阳不足，阳气失运

　　脾为后天之本，因为人体能量是不断被消耗的，需要不断补充，先天不足后天补。肾气再足的人，不吃饭也会没有能量，也会饿得受不了。补充能量靠脾胃，一吃完饭人就会有劲。因此一般能吃的人，力气大，精神足，像日本相扑运动员的食量大得惊人，力气也大得惊人。

　　阳虚者多脾胃不好，要么胃气虚、食欲差；要么脾气虚，能吃不能运，不能转化成能量，而囤积成脂肪；要么脾胃虚弱，不能吃饭也不能运化。

　　补充阳气就要健脾和胃，胃气以降为顺，吃进的食物能下行，浊气、浊水等代谢废物能排出体外都要靠胃气；脾气能升，能将饮食化生的精微物质输送到全身，即升清降浊。

动则生阳，就是说运动能生发阳气。适量运动，能让人精神饱满。

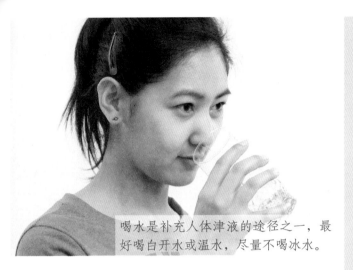

喝水是补充人体津液的途径之一，最好喝白开水或温水，尽量不喝冰水。

## 阴虚就是津液不足

阴虚，实际上是身体里的"阴液"少了，也就是"水"少了。在讲"阴液"之前，要先从"活"字开始说起。这个"活"字，就是舌字有水才叫活，离了水生命就不存在了。人体 70% 以上都是体液，一个人不吃饭可以活 7 天，但是不喝水的话，仅仅能活 3 天，所以人的身体里，一定不可以缺水。患有慢性消耗性疾病的人出现舌体极其干燥之象，往往是病重的征兆。

人体由细胞组成。在显微镜下看细胞，鲜活的细胞是水灵灵的，里面有大量细胞液，而细胞之间也充满了流动的液体。也就是说，不仅细胞本身含有大量体液，而且细胞是在体液环境中生存的。

我们的体液既是载体，又能起到滋养细胞、濡润组织器官的作用，中医称之为"津液"。

所谓津液，清稀、流动性大，布散于体表皮肤、肌肉、孔窍，渗入血脉，起滋润作用的，为津；稠厚、流动性较小，灌注于骨节、脏腑、脑、髓，起濡养作用的，为液。除了血液，人体内的液体成分统称为津液。而津血互生，津液渗入血脉，成为血液的基本成分之一，故津耗则血少。

## 阴虚的人肾阴不足

人体生化阴液的能力是由肺、胃、肾决定的，它是根。阴虚的人大部分天生就肾阴不足，同样吃这么多饭，喝这么多水，却化生不了足够的阴液。

肾阳不足也会导致阴虚。如果身体里的津液足够，却没有足够动力来运送这些津液，同样会引起相应器官的阴虚，这种情况多出现在阴虚日久之人身上。因为只有在肾阳的温煦、蒸腾、气化作用下，我们吃的食物才能转化成被吸收利用的津液等营养物质。

## 阴液和阴虚有什么关系

阴就是阴液，体内的一切液体都属于阴的范畴，比如说津液、汗液、精液和血液。

正因为有了阴液的润滑作用，才使得关节灵活，各脏腑器官即使相互挤压也相安无事，并能维持人体正常的新陈代谢。而阴虚就是阴液不足，话多、汗多、久病失血、纵欲过度、多食辛辣、气候干燥都会过度消耗体内的"水"，使体液消耗而阴虚。此外，凡是出血性的疾病，都会导致不同程度、不同时间段内的阴虚。

## 爱上火，心的虚火在作怪

阴虚的人特别爱上火，主要是虚火在作怪。正常情况下，心阴、肾阴充足，阴阳平衡，肾水上升，制约心阳，心火会下降于肾，中医称之为"水火既济"。一旦心肾阴虚不能制约心阳，心阳躁动就会使人心火上炎，烦躁不安。这种火不是真正的阳盛之火，而是由于阴液不足导致的虚火。由于心位于胸中，手心、脚心位于心肾相连的经脉循行之处，所以就会出现五心烦热的症状。

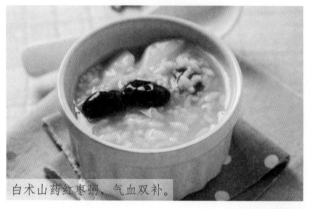

白术山药红枣粥，气血双补。

## 生气可导致气滞气虚

长期压力大，气机难疏泄，会造成气机瘀滞或出现气虚。

经常生气，会导致血压、血糖升高，心率、呼吸加快，人易焦虑、忧郁、沮丧，于是抵抗力开始减弱，生病概率增大，极易发生高血压等心脑血管疾病，以及溃疡病等。

经常发怒，会极大地耗伤阴血，进而损伤阳气。长期精神郁闷或暴怒，会过多地消耗人体最宝贵的精气神，进而引发多种疾病。

## 实火和虚火的区别

实火的人，一旦脸上长痘，就是红色的大包；感冒时，一发热体温一下子就会升到39℃甚至40℃。脏腑器官如果生病，一旦发炎，很快就会感染化脓。感受任何病邪，都会迅速从阳化热，疾病来得猛烈，但病好得也非常快。阴虚的人，热是由小火一点一点烤出来的。不会突然高热，感染也不会迅速化脓，生病和病愈都是一个积累的过程，病后容易出现皮肤干燥，因此疾病绵延的时间较长，而且很容易反复发作。

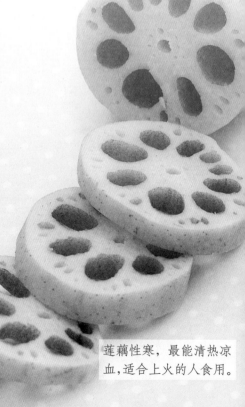

莲藕性寒，最能清热凉血，适合上火的人食用。

## 脾肺不足容易气虚

肺主气，司呼吸。脾居中焦，主运化、司升清、统血行。脾肺不足容易导致脾肺两虚，体现为气虚的特征。

肺气虚，则其主宣降、司呼吸、调节水液代谢、抵御外邪的作用就会减弱，出现短气自汗、声音低怯、咳嗽气喘等。

## 饮食不节会血虚

人如果在日常的饮食中不加注意，没有规律，经常暴饮暴食，饥饱不调；或者嗜食偏食，导致营养不良，这些都有可能导致脾胃受损，使其化生水谷精微的能力下降，造成体内气血的来源不足，导致血虚。

## 长期慢性消耗容易血虚

现代人承受着来自各方面的压力，比如工作中的压力，加班加点成为家常便饭，身体始终处于紧绷的状态，时间一长，身体势必会因劳累过度而消耗体内的精气，造成血虚。人在得大病时，也会使机体生化气血的功能下降，从而需要消耗体内原有的气血，导致血虚。

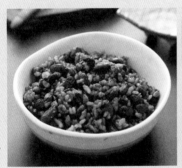

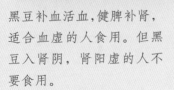

黑豆补血活血，健脾补肾，适合血虚的人食用。但黑豆入肾阴，肾阳虚的人不要食用。

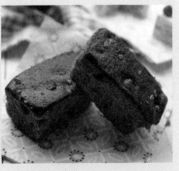

红枣糕能补血行气，对贫血症状有一定的缓解作用。可在红枣糕中加入适量红糖，也有补血益气的功效。

## 血虚和贫血不一样

一些人在得知自己是血虚时，误以为自己患了贫血。事实上，血虚和贫血是两个完全不同的概念，对此必须认真区分，才能做到更有针对性地调理。

西医认为，成年男性血色素应在12毫克/100毫升，女性应在11毫克/100毫升以上才算正常，如果血色素的浓度低于此标准，就称为贫血。

中医所说的血虚，是对面色苍白或萎黄、头晕眼花、失眠多梦、妇女月经量少及闭经等一系列症状的概括，因为中医所指的血，不仅指血液，还包括高级神经系统的许多功能活动。

因此，中医所说的血虚证，绝对不等同于西医的贫血症；但西医诊断的贫血症，则一般都包括在中医血虚的范畴内。

# 艾灸 10 个强壮穴

阳虚的人怕冷,夜尿多、小便多。阴虚的人身体里的"水"少了,好比一个存水少的水壶,下面的火不停地烧,只会越烧越干,所以阴虚的人常感觉"干"和"燥",总上火。气虚的人体形多虚胖或偏瘦,气短懒言,精神不振,还特别容易疲劳、爱出汗,易头晕,记性也不太好。血虚是指体内阴血亏损。

判断自己是不是虚

↓

手脚冰凉捂不热
咽干口燥想吃凉
面色苍白气色差
经常头痛眩晕

↓

体虚需要补足身体元气,调整阴阳平衡

↓

艾灸神阙穴、天枢穴、气海穴、关元穴等

↓

艾灸工具可用艾条、艾灸盒、艾灸罐、隔姜灸等

↓

多食山药、红枣、黄芪等补气养血食物

↓

注意体虚者容易患感冒、月经不调、腹泻等疾病

## 艾灸神阙穴、天枢穴、气海穴、关元穴

灸神阙穴,可助一身阳气充足;灸天枢穴,可强壮脾胃,促进气血化生;灸气海穴,有助于培补一身元气;灸关元穴,补益下焦的功效比较好。

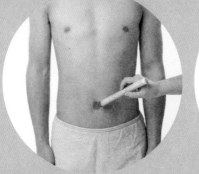

**1 神阙穴**
用艾条悬提灸神阙穴,每次 10~15 分钟。

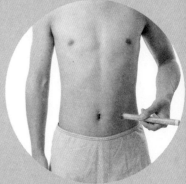

**2 天枢穴**
用艾条悬提灸天枢穴,每次 10~15 分钟。

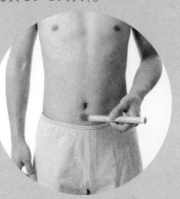

**3 气海穴**
用艾条悬提灸气海穴,每次 10~15 分钟。

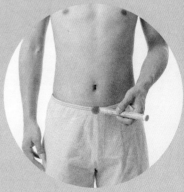

**4 关元穴**
用艾条悬提灸关元穴,每次 10~15 分钟。

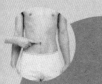

**神阙穴**
在脐区，肚脐中央即是。

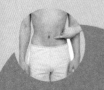

**天枢穴**
在腹部，横平脐中，前正中线旁开 2 寸。

**气海穴**
在下腹部，脐中下 1.5 寸，前正中线上。肚脐中央向下与关元穴之间的中点处即是。

**关元穴**
关元穴在下腹部，脐中下 3 寸，前正中线上。肚脐中央向下约 4 横指处即是。

**15天**

每天艾灸 1 次，**每个疗程 15 天**，灸至症状改善。

**口干舌燥，多喝白开水**
艾灸时，很多人会出现口干舌燥的现象。这是体内阴阳正在调和的表现。多喝点白开水，能帮助身体尽快达到阴阳平衡，缓解不适症状。

## 艾灸血海穴、足三里穴、三阴交穴、然谷穴、命门穴、阳池穴

艾灸血海穴，能补肝养血；艾灸足三里穴，能推动脾胃，化生全身气血；艾灸三阴交穴，能滋阴补血，健脾疏肝；灸然谷穴，有较好的清热功效；灸命门穴，让生命力更旺盛；艾灸阳池穴，能激发脏腑阳气，促进气血循环。

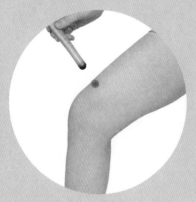

**5 血海穴**

用艾条悬提灸血海穴，每次 10~15 分钟。

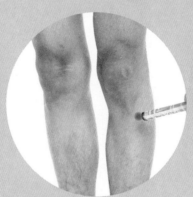

**6 足三里穴**

用艾条悬提灸足三里穴，每次 10~15 分钟。

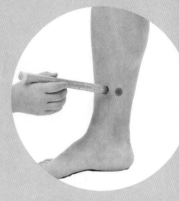

**7 三阴交穴**

用艾条悬提灸三阴交穴，每次 10~15 分钟。

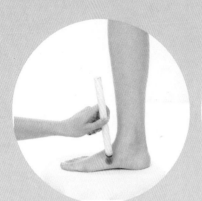

**8 然谷穴**

用艾条悬提灸然谷穴，每次 10~15 分钟。

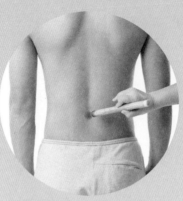

**9 命门穴**

用艾条悬提灸命门穴，每次 10~15 分钟。

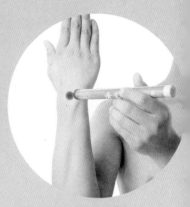

**10 阳池穴**

用艾条悬提灸阳池穴，每次 10~15 分钟。

## 命门穴

在腰部脊柱区，第 2 腰椎棘突下凹陷中。肚脐水平线与后正中线交点，按压有凹陷处。

## 阳池穴

在腕背侧远端横纹上，指总伸肌腱的尺侧缘凹陷处。

## 血海穴

在股前区，髌底内侧端上 2 寸，股内侧肌隆起处。屈膝 90°，手掌伏于膝盖，拇指与 4 指呈 45°，拇指尖处即是。

## 足三里穴

由外膝眼向下量 4 横指，在腓骨与胫骨之间，由胫骨旁量 1 横指处。

## 然谷穴

在足内侧缘，足舟骨粗隆下方，赤白肉际处。

## 三阴交穴

在小腿内侧，内踝尖上 3 寸，胫骨内侧缘后际。小腿内侧，内踝尖上 4 横指处即是。

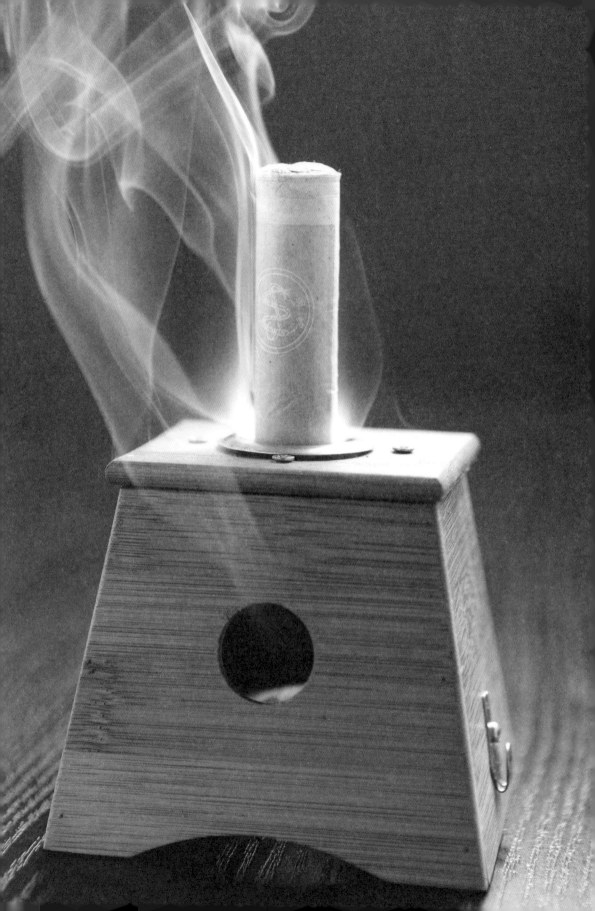

# 第二章

# 体寒了，艾灸祛寒穴

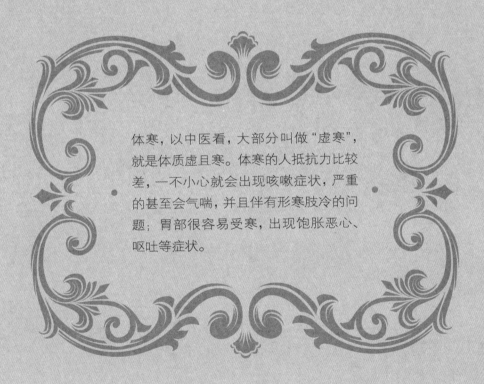

体寒，以中医看，大部分叫做"虚寒"，就是体质虚且寒。体寒的人抵抗力比较差，一不小心就会出现咳嗽症状，严重的甚至会气喘，并且伴有形寒肢冷的问题；胃部很容易受寒，出现饱胀恶心、呕吐等症状。

# 我体寒吗

## 四看判断你是不是寒

面色发白、发青、
发暗、发黑。

怕冷，容易感冒，
女性可能会影响月
经和生育。

手脚冰冷，
久暖不热。

| 看脸色 | 面色发白、发青、发暗、发黑，颜色越暗，说明体内寒气越重，面色黯淡，没有血色 |
|---|---|
| 看舌头 | 舌体胖大，舌质淡或青暗，舌边有齿痕，舌苔白滑 |
| 看手脚 | 怕冷，手脚冰冷，久暖不热，严重时睡一夜手脚都冰凉，起床时感到手脚发麻<br>脚后跟易干裂，脚部血液循环差<br>下半身水肿，如果脚踝出现水肿，说明肾虚、肾寒 |
| 看体感 | 容易感冒，感冒恢复期长<br>睡眠质量差，睡眠浅<br>容易便秘，经常觉得肚子发胀<br>易疲劳，存在四肢关节疼痛、颈肩酸痛、肩周炎、腰酸背痛等症状，代表体内有寒湿；疼痛部位越多，时间越长，代表体内寒气越重 |

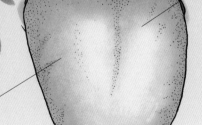

舌苔白滑

舌质青暗

## 冷暖交替膝盖疼

上了岁数的人或多或少都有这样的问题，明明没有患风湿或其他疾病，但是膝盖总是感觉疼痛，这有可能是因为长时间受凉或巨大的温差而导致的。在冷暖交替之际，低温或巨大的温差会导致肌肉和血管收缩，引起膝关节疼痛。若体内本来有寒，则更容易受到外在风寒的侵袭，造成膝盖疼痛。此时，一般通过热敷、按摩可有效缓解。但是若症状持续时间较长，且呈持续加重趋势，一定要引起重视。平时要注意膝部保暖，避免风寒侵体。

## 胃寒不敢吃凉的

胃寒的人常有这样的感受：天气一变冷，气温下降，胃就痛，或伴有腹泻。平时不敢吃冷饮、凉菜等寒凉食品，即使偶尔吃点水果，也会有胃痛的症状，一摸肚子，感觉凉凉的，喝杯热水后就感觉好多了。

胃寒的主要病因是由饮食习惯不良，如饮食不节制、经常吃冷饮或其他冰凉的食物引起的。再加上生活节奏快，精神压力大，更易导致胃病。

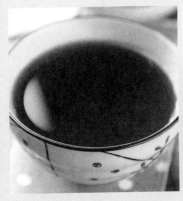

姜茶能温中散寒，对胃寒有效。可以用红糖和生姜一起煮，也可以用生姜和红茶一起泡茶饮用。

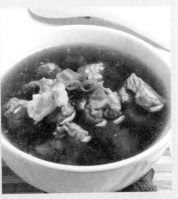

羊肉能补体虚，祛寒，温补气血。冬季喝羊肉汤，不仅能驱除体内寒气，还能预防风寒导致的咳嗽等症。

## 一降温就手脚冰凉

中医认为，手脚冰凉是一种"闭症"，所谓"闭"就是不通，受到天气转凉或身体受凉等因素的影响，致使肝脉受寒。肝脏的造血功能受到影响，导致肾脏阳气不足、肢体冷凉、手脚发红或发白，甚至出现疼痛的感觉。

平日要注意保暖，可以用暖水袋放在手脚处、肩背部以及膝盖、肘部等关节处取暖。除此之外，还可以将粗盐炒热放入布袋中，放在腰背部，长期坚持可改善体寒症状。

## 总比别人穿得多

体寒的人怕冷，永远比别人多穿一件衣服，但还是觉得不够暖。原因就是体内阳气不足，影响体内血液运行输送，造成体寒症状。建议平时多做一些运动，促进全身气血循环；多吃一些温性食物，如生姜、桂圆、红枣、羊肉等，补充阳气。

### 寒邪较重这么办

除了艾灸外，可多吃热性食物，以缓解体寒症状。

# 我为什么会体寒

## 多数由于阳气不足

阳气，即中医所说的元气。人正是依靠着这股阳气的推动和温煦、蒸腾与生发功能，才得以让体内的血液流通和运行全身，营养脏腑经络、四肢百骸、肌肉皮毛。正所谓"阳气在人在，阳气无人亡"。

大多数体寒是由于阳气不足导致的。阳气不足的原因在于人体消耗的阳气超过了补充的阳气量，致使人体阳气总量低于维持正常运转所需。阳气不足也许是由先天遗传造成的，也有后天不良生活习惯的因素。

想要缓解体寒，就要补充体内阳气。可进行适量运动，如慢跑、散步，让全身的气血、骨骼、肌肉动起来，有助于调节五脏六腑的功能，促进新陈代谢。也可适量食用羊肉、红枣、桂圆等温补食材以补阳气。

## 阴邪过剩亦体寒

有的人不是阳虚，却也有体寒的症状，这是为什么呢？

在中医理论中，有"六淫"之说，主要是指风、寒、暑、湿、燥、火六种外感病邪。其中寒湿属于同一类，它们有一个共同点，那就是阴冷。一旦寒湿之邪意图侵袭人体，就会受到体内阳气的奋力抗争。即使体内的阳气强盛不虚，与外界寒湿搏斗依然会有所损耗，所以古人才说寒湿为阴邪，最损伤人的阳气。

在人体的脏腑中，最惧怕寒湿两邪的就是脾胃，因为气为阳、脾主升，而寒邪会压抑和阻遏阳气的运行，湿邪可困扰和妨碍脾胃的运化。

所以，在日常生活中既要保护阳气，也要关注脾胃，避免寒湿之邪乘虚而入，造成体寒。

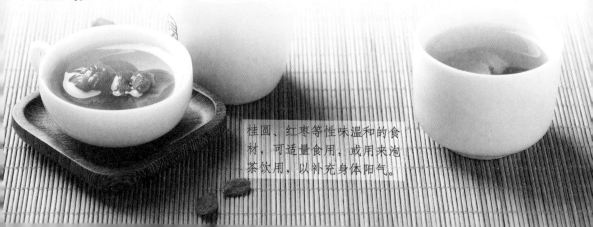

桂圆、红枣等性味温和的食材，可适量食用，或用来泡茶饮用，以补充身体阳气。

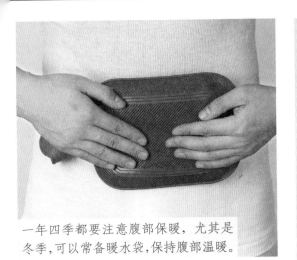

一年四季都要注意腹部保暖，尤其是冬季，可以常备暖水袋，保持腹部温暖。

## 女性体寒毛病多

女性属阴盛寒重之体，天生阳气就较为虚弱。现实生活中女性不是手脚不温，就是畏寒怕冷。民间也一直有着"十个女人九个寒"的说法。

现代医学研究表明，神经和内分泌功能在体温36.5~37℃时能够最好地发挥作用。一旦温度低于36.5℃，皮肤上的神经感应器便会迅速将这一信息传递到位于丘脑的体温调节中心，随后体温调节中心就会通过自主神经进行调节，命令身体外周血管收缩，减少热量散失。当女性遭遇寒冷刺激时，极有可能诱发"下丘脑（垂体）—卵巢—子宫性腺轴"功能障碍，最明显的症状就是出现月经不调、排卵异常等。所以不少医学专家都认为：低温寒冷是造成女性疾病多发的罪魁祸首之一。

从中医角度来说，男人性热属阳，需要"冷养"；而女人性寒属阴，需要"热养"。女性的子宫就十分惧怕低温寒冷的刺激，若不注意小腹、会阴部位的保暖，就会引发月经不调、痛经等病症。

## 别为寒湿打开门

夏日炎炎，躲进空调房成为人们避暑的最佳选择，殊不知空调冷气的开放为"寒湿"入侵身体大开方便之门。过低的温度直接导致室内寒气过重，寒湿入侵从而伤及人的阳气，降低人的免疫机能，最易诱发上呼吸道感染等疾病。夏天开空调本来就与中医提倡的"春夏养阳"的养生原则背道而驰，因为夏季适量出汗能够使阳气外扩到身体表面，将津液输送给肌肤，从而保持机体内的阴阳平衡。长时间待在空调房里，首先就会导致皮肤毛孔开闭功能失常，引起体内气血循环不畅；接着就会影响正常的散热排汗功能；然后影响脾胃的运化功能。

此外，一些年轻女性穿衣服越来越追求露、透、薄，露脐装、超短裙纷纷登场，小腹及会阴部不注重保暖。在寒冷的冬天，人们开始吃起了清暑解热的西瓜等各种反季节水果和蔬菜，喝着寒气冲天的冰镇饮料，食用大量性寒的水产品。这些坏习惯正侵蚀着人体的阳气，损害着身体健康。

夏季太热，可以喝西瓜汁等饮料缓解，但最好不要加冰，冰箱里拿出的东西要在室温下缓和一下再食用。同时可以参加游泳等能健身又清爽的运动项目。

### 寒邪较重这么办

女人容易"寒"的部位，比如手、脚、腰部、腹部，尤其是子宫部位要注意保暖。

# 艾灸祛寒让身体变暖

体寒的人下肢关节处经常酸痛，易抽筋；爱胀气，天气寒凉胃就不舒服；女性生理期常紊乱，尤天冷后易延期，量也少。中医认为寒邪有一个致病特点，即"收引"。若是体内有了寒邪，可使气聚，由此累及了关节、筋脉，易出现抽筋等问题。

## 寒邪较重这么办

若是寒湿比较重，则应该坚持进行艾灸。另外，可以用温热的水泡脚，多搓搓脚心，对于除掉体内的寒湿也有一定的帮助。

---

诊断自己是否是体寒

↓

冷暖交替膝盖疼
胃寒不敢吃凉的
一降温就手脚冰凉
总比别人穿得多

↓

体寒需要提升体内阳气，驱除体内寒湿邪气，防止风寒犯上

↓

艾灸百会穴、大椎穴、肾俞穴、命门穴等

↓

艾灸工具可选择艾条、艾灸盒、艾灸罐、隔姜灸

↓

要多吃羊肉、红枣、荔枝、韭菜等温补食物

↓

注意体寒者容易患有宫寒、痛经、胃脘痛等症状

## 艾灸百会穴、大椎穴、肾俞穴、命门穴

灸百会穴，可以防止风寒犯上；灸大椎穴，提升阳气，驱寒湿邪气；艾灸肾俞穴，益气壮阳、振奋体内阳气；灸命门穴，可以壮阳补肾散寒。

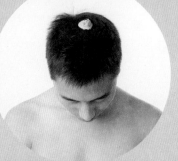

1 **百会穴**
隔姜灸百会穴，每次3~5壮。

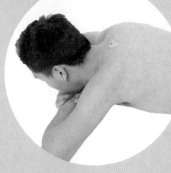

2 **大椎穴**
隔姜灸大椎穴，每次3~5壮。

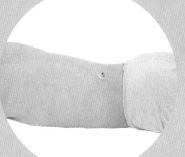

3 **肾俞穴**
隔姜灸肾俞穴，每次3~5壮。

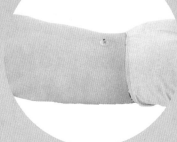

4 **命门穴**
隔姜灸命门穴，每次3~5壮。

## 大椎穴

在脊柱区，第7颈椎棘突下凹陷中，后正中线上。颈背交界椎骨高突处椎体，下缘凹陷处即是。

## 百会穴

在头部，前发际正中直上5寸。两耳尖与头正中线相交处，按压有凹陷处。

## 命门穴

在腰部脊柱区，第2腰椎棘突下凹陷中。肚脐水平线与后正中线交点，按压有凹陷处。

## 肾俞穴

在脊柱区，第2腰椎棘突下，后正中线旁开1.5寸。肚脐水平线与脊柱相交椎体处，下缘旁开约1.5寸处。

## 15天

每天艾灸一两次，每个疗程15天，灸至症状改善。

### 隔姜灸时注意不要烫伤

体内有寒，可用隔姜灸，对因体寒引起的呕吐、风寒、痛经有效。如果感觉体寒较严重，姜可切薄一点，但要及时更换艾炷，以免被烫伤。

## 艾灸神阙穴、气海穴、关元穴、足三里穴、太溪穴、合谷穴

艾灸神阙穴，温通阳气，散寒通络；灸气海穴，温肾助阳暖全身；艾灸关元穴，温肾散寒、益气补肾；艾灸足三里穴，散寒益气补肾；艾灸太溪穴，健脾补肾，补肾益精气；艾灸合谷穴，升清降浊，宣通气血。

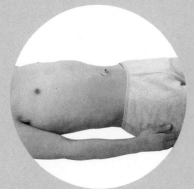

**5 神阙穴**
隔姜灸神阙穴，每次3~5壮。

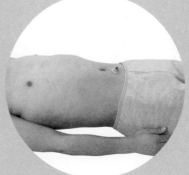

**6 气海穴**
隔姜灸气海穴，每次3~5壮。

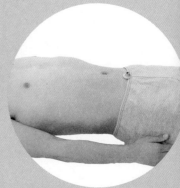

**7 关元穴**
隔姜灸关元穴，每次3~5壮。

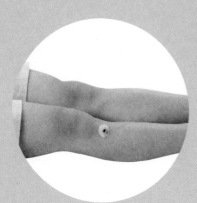

**8 足三里穴**
隔姜灸足三里穴，每次3~5壮。

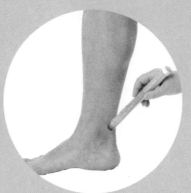

**9 太溪穴**
用艾条悬提灸太溪穴，每次10~15分钟。

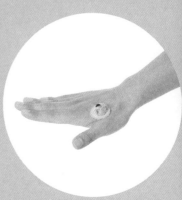

**10 合谷穴**
隔姜灸合谷穴，每次3~5壮。

### 神阙穴

在脐区，肚脐中央即是。

### 合谷穴

在手背，第2掌骨桡侧中点处。

### 气海穴

在下腹部，脐中下1.5寸，前正中线上。肚脐中央向下与关元之间的中点处即是。

### 足三里穴

由外膝眼向下量4横指，在腓骨与胫骨之间，由胫骨旁量1横指处。

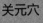

### 关元穴

关元穴在下腹部，脐中下3寸，前正中线上。肚脐中央向下约4横指处即是。

### 太溪穴

在踝区，内踝尖与跟腱之间凹陷中。坐位垂足，由足内踝向后推至跟腱之间凹陷处即是。

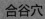
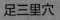

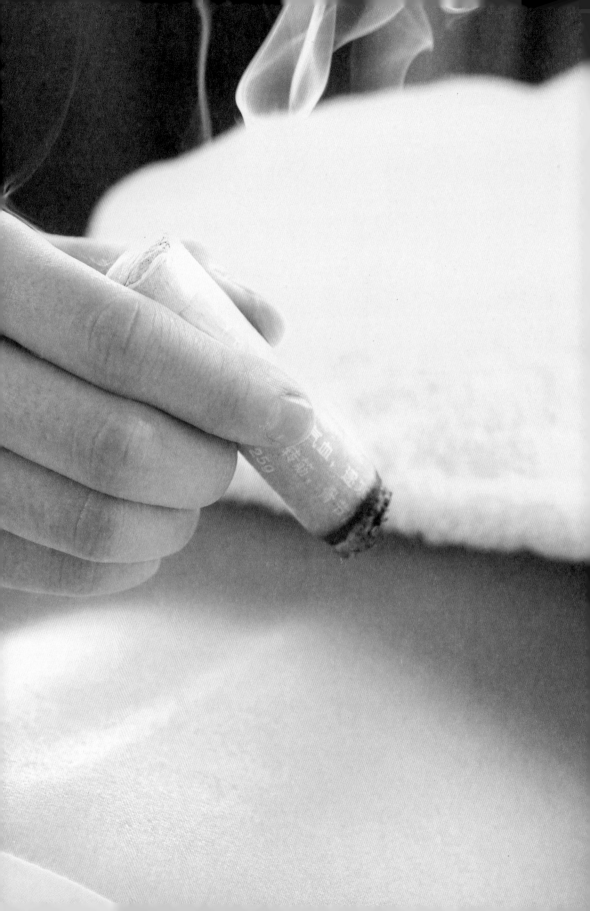

# 第三章

# 体内有湿气了，艾灸除湿穴

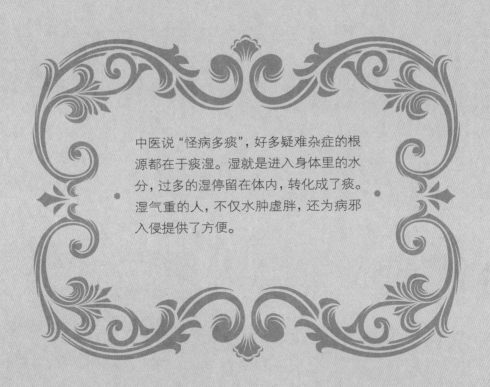

中医说"怪病多痰"，好多疑难杂症的根源都在于痰湿。湿就是进入身体里的水分，过多的湿停留在体内，转化成了痰。湿气重的人，不仅水肿虚胖，还为病邪入侵提供了方便。

# 我湿气重吗

## 四看判断你是不是湿

| | |
|---|---|
| 看脸色 | 面色略黄，经常显得胖润，易过早出现下眼袋<br>面部油脂分泌多，感觉油润有余、油溢于表，鼻子的部位更为明显。如果额头出油多，说明湿在脾胃；如果下巴出油多，说明湿在妇科或肾经<br>面部痘痘多，反复发作，不容易愈合 |
| 看舌头 | 舌头胖大，舌苔厚腻或苔薄而润<br>舌苔黄腻，舌质红，说明体内环境偏热；舌质淡，舌苔白腻，说明体内环境偏寒 |
| 看大便 | 大便不成形，长期便溏，体内有湿的人，大便的颜色发青，不成形，大便黏滞，经常粘在马桶上，水冲不净<br>如果不便于观察马桶，也可以观察手纸，大便正常的话，一张手纸就擦干净了，但体内有湿的人，一张手纸是不够用的，得 3~5 张才能擦干净 |
| 看体感 | 体沉，头发沉、发昏，四肢酸痛，身上像穿了一件湿衣服，没有精神<br>四肢酸软无力，小腿酸痛、肿胀<br>在手背呵口气，如果感觉呵气是湿乎乎的，并伴有口臭，说明体内有湿<br>爱出汗，出汗多 |

## 早起看面色和舌苔

除了上面所说的面部特征外，在早晨起床洗漱后如果眼皮肿，或有下眼袋，说明体内可能有湿气。除了舌苔厚腻外，平时也要多观察自己的舌象，尤其是夏季，脾湿的人有时会感觉口中黏腻。

有的人看舌苔比较厚，会用牙刷或其他工具用力刮舌苔，这样可能会损伤舌头上的丝状乳头和味蕾细胞，长此以往，严重的会导致味觉下降。最好根据舌苔判断自身情况，通过食疗缓解症状。

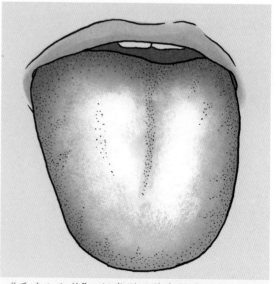

"舌为心之苗"，经常刮舌苔容易伤到"心气"。

## 大便不成形，便后不易擦净

体内有湿的人，大便不易成形。因为湿气有黏腻的特点，大便若经常粘在马桶上不易冲净，便后常觉不易擦净，则说明体内有湿。

## 关节酸痛，肢体沉重

早上起床时感觉疲劳，跟没睡似的，头发昏，打不起精神、浑身疼痛、没力气、不清爽，身体沉。这是由于湿气多瘀滞在肌表，出现身重头疼、四肢酸痛、肢体关节疼痛肿胀、手脚发沉的现象，严重的还会有手脚抽筋现象。此外，小腿肚子发酸、发沉，这是体内有湿气的典型表现。

## 湿气重的人多虚胖

湿气重的人多虚胖，脂肪积聚在腹部或腿部，拥有"苹果形"或者"梨形"身材。中医认为，胖人腹部的脂肪就是痰湿，这正是"脾失健运"的结果。另外，脾主肌肉，脾的功能不好，肌肉也会跟着失去弹性，腹肌松懈无力，腹部肌肉难以恢复到平坦状态。

湿气重的人短期内体重会有明显增加，湿气更严重的情况会出现下肢水肿的情况。

## 肠胃不舒服

到了饭点儿也没有饥饿的感觉，吃点东西胃里就发胀，总感觉吃了东西后会往上顶。这是因为脾属"土"，"土"容易吸水，所以湿气一旦进入体内，最容易伤脾，尤其在夏季，环境湿热，会出现食欲不振、消化功能不良，饱腹感比较强烈。平日要注意养护脾胃，改善脾湿的情况。

## 头发油腻易脱发

水湿之气遇到热的环境很容易向上蒸发，所以痰湿体质的人，头皮爱出油，头发和头皮都容易油腻瘙痒，还容易脱发。

不仅头皮出油，面部出油也很厉害，额头、鼻部更是"重灾区"。饮食上要避免油腻食物，否则会加重出油现象。

平时可以多吃些薏米、红豆、白扁豆、山药等食物，有除湿效果。也可以在秋天保留一些玉米须和玉米叶，洗净后煮水饮用。也可以将玉米叶和玉米须晾干，放在阴凉处储存，其他季节拿来泡水喝，也能缓解头发油腻和脱发的症状。

可选用木梳或牛角梳，保持梳子清洁。

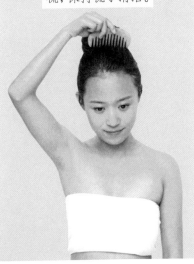

# 我为什么湿气重

## 湿是身体里的"水"多了

湿就是进入身体里的水分，如果身体脏腑，特别是脾的运化功能出了问题，就会导致体液过多，积聚在身体里，就叫水湿、湿气。

如果这时体内环境偏热，水湿在热环境里受到熬炼，就会浓缩、变黏稠，这就是中医说的湿聚成痰。

## 脾肺虚了，水湿就容易积聚成痰

常有人抱怨说"喝凉水都长肉"，这话可一点都不夸张。脾主运化、肺主通调水道，我们吃的饭也好，喝的水也好，要想让它变成营养物质，去该去的地方，需要脾与肺来参与。如果脾运化无力，不足以吸收、运化水液，肺又无法通调水道，多余的水液没被吸收，又排不出来，就聚集在那，不断熬炼，形成黏稠的"痰"，即令人生厌的赘肉、脂肪。

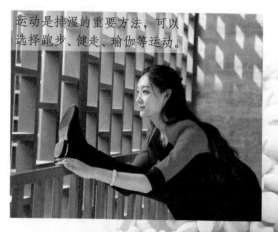

运动是排湿的重要方法，可以选择跑步、健走、瑜伽等运动。

## 有湿气，小心外邪入侵

湿气是"六邪"中比较"难缠"的一种，寒湿是湿气遇到寒的结果，湿热是湿气遇到热的结果，风寒是湿气遇到风的结果，也就是说，湿气总是容易和"六邪"中的某一种结合，形成更复杂的症候。

薏米能健脾利水，除风湿，体内有湿可以选择用薏米做食疗方食用。

## 脾不健运才会导致水液滞留体内

水是生命之源，是维持人体生存与健康的根本保证。古人喜欢将人的口水赞誉为"玉液琼浆"，称其能补养肾精、延年益寿。由此可见水液对人体的健康有多么重要。

中医将人体中除血液之外，一切正常的水液统称为津液。津液主要来源于饮食水谷，随后经脾的运化、升散，肺的通调，肾的气化，肝的疏泄、上、中、下三焦的雾、沤、渎，运行于全身；并发挥其滋润器官、濡养全身，化生血液、充盈血脉，调节阴阳、维持平衡，参与代谢、排出废物等生理功能，最终排出体外。

这其中，由于脾处在中焦枢纽，主吸收、主运化、主上升，上通下达、布散全身，起着推动和调节的作用，对于水液的代谢尤为重要。但正如古人所云"水能载舟，亦能覆舟"。因此，如果脾失运化、脾阳不振、脾气不升，就会水液泛滥、积水成饮、聚水为痰、水湿停滞，引发诸多疾病。

中医将此类疾病中的虚证，称之为脾虚生湿，其实由外感湿邪所致的病症，也常会伤及脾胃；所以体内大凡与水湿有关的病症，中医都会以醒脾、健脾，尤其是振奋脾阳、补益脾气之法，祛水利湿。

山药莲子扁豆粥，能健脾益胃，适合脾胃虚弱、食欲不振时食用。

## 忧思过多，伤脾生痰

中医说，"脾主忧思"。思虑过多，总是处于一种忧虑、压抑的状态，就会伤脾。我们平时都有体会，想事太多，过于愁烦，就会没有食欲，这就是忧思伤脾的结果。脾一受伤，运化功能就下降了，于是水湿和痰饮就产生了。

所以，我们谈养生的时候，注重心理的放松也是很重要的一方面，特别是对于湿气重的人，要从多方面爱护脾脏，尽量不要给自己的脾脏增加过多的负担。

《黄帝内经》中提到，"脾在志为思，思伤脾"。长期忧思不仅会伤脾，加深体内湿气，还会影响食欲，甚至影响精神状态，引起失眠或神经衰弱。除了保持正常的作息时间，减少工作压力，尽量不要疲劳过度，我们也可以通过运动、参加活动缓解过度的思虑，平时可以吃一些薏米、莲子、山药等健脾食材，以减少脾虚症状。

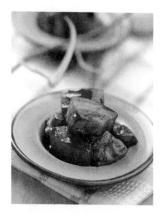

## 油腻食物促生痰

　　现在有不少人一顿饭都离不了肉，但古话说"鱼生火，肉生痰"。中国人的饮食习惯以五谷杂粮和蔬菜为主，已经习惯消化五谷杂粮的脾胃，现在变成以消化肉食为主，显然要消耗脾胃更多的能量。当脾胃功能已经不能彻底将其消化、吸收、传输时，它就会积聚在经脉不顺畅的部位，久而久之就变化成痰了。

## 过量吃海鲜，寒湿入侵损脾阳

　　脾胃作为消化器官，是食物的加工厂。按照中医理论，食物之中有寒、热、温、凉之分。虽说摄入过于温热的食物，也会损伤脾胃中的津液，影响脾胃的运化功能，但摄入过于寒凉的食物，尤其是那些嗜好食用寒凉食品者，对脾胃造成的伤害会更大。

　　许多人以为中医所说的食物寒、热、温、凉，就是指食品的温度，如有些女性在月经前和月经期，常常会注意不食用从冰箱拿出来的食品。其实这并不全面，中医所讲的食物寒、热、温、凉，这四种特性是食物本身的自然属性，是中医对食物作用于人体后发生反应的归纳与总结。

　　如中医认为螃蟹性较寒，虾性偏热，与它们烹饪、储藏、食用时的温度关系不大。食用时，经烹饪后大闸蟹的温度即便是热的，但其仍属于寒性食品，大量食用照样会伤及脾阳。

　　因此那些爱食用海鲜的人们就要注意

螃蟹、蛤蜊等海鲜性寒，不宜经常食用，食用时可搭配姜、醋等，以减弱其寒性。

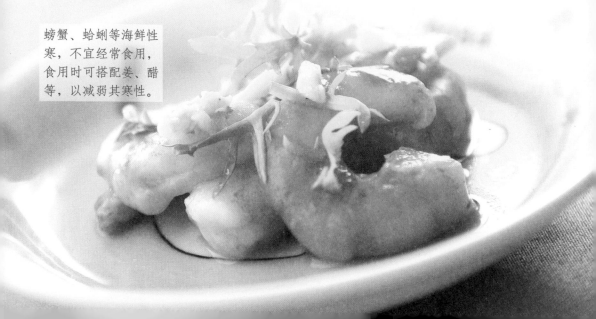

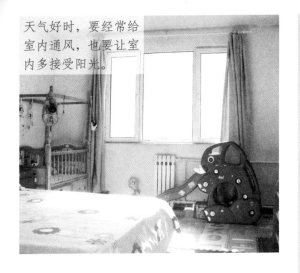

天气好时，要经常给室内通风，也要让室内多接受阳光。

了，大部分的海鲜产品其性都偏于寒凉，如果长期吃，吃的量又比较大，就容易造成阴寒入里，脾阳被遏。实际上我们的祖先，对此早有对策，在食用寒性食品时，如蒸螃蟹时用紫苏叶同蒸，食用时蘸一些姜汁，调料中加一点芥末，再喝少许黄酒，其目的都是为了驱除食物中的寒气，保护脾胃中的阳气。

同样，平时爱吃生冷食物、冰激凌或凉性蔬果，也会损伤脾阳，让肠胃消化吸收功能停滞，给外邪创造入侵机会。因此，除了海鲜外，其他寒凉食物也要少吃。

## 过量饮酒，脾胃湿热

酒肥甘厚腻，而且过量饮酒易伤脾胃，容易引起脾胃湿热。脾胃不适，运化水湿的能力就会减弱，影响体内水分的代谢，从而使体内湿气较重。

## 长期居住在湿气大的地方

湿又叫湿邪，有内湿和外湿之分。脾阳失运，湿由内生是内湿。而外湿多因气候潮湿、涉水淋雨、居处潮湿所致。长夏湿气最盛，故多湿病。

由于工作或其他的原因，有些人或住地潮湿，或以水为事，或淋雨涉水，时常会受到湿邪的侵袭。中医认为湿性属水，其性阴寒，可导致体内阳气阻遏。一方面，水湿黏滞重浊，容易造成人头重如裹、身体困倦、四肢无力、胸脘满闷等；另一方面，水湿会困扰脾土，阻碍脾胃的消化吸收功能，令人出现食欲缺乏、大便溏泄、恶心呕吐的症状。

脾的最大特点就是"喜燥恶湿"，因为五行中脾属坤土、阴土，整天运化的都是水谷和水液等物质，脾中湿气弥漫。所以它非常需要阳气的温煦、蒸腾、气化，以化生气血，传输津液。因而当遭遇湿邪入侵、脾阳受困之时，就会失于健运，而脾气虚弱、健运无力，又会导致体内水湿不化，从而引发湿邪困脾，脾虚生湿的恶性循环。

夏季天气炎热，雨水多，是湿气较重的时候。而夏季我们为了避开炎热，喜欢开空调，这样我们流汗的机会少了，慢慢身体调控适应的能力也会有所下降。要在适当的时间多运动，能增进气血循环，促进身体水分的代谢。同时，夏季有些人觉得热，晚上会睡在地上，这也给湿气进入体内提供了机会，容易造成四肢酸痛。

# 艾灸 10 大除湿穴

《素问·生气通天论》中有言"因于湿，首如裹"。即湿邪缠身，则会头重如裹，身体感觉沉重、无力，爱犯懒，做什么事情都没有力气。或长期咳嗽，口中异味，湿疹，便溏；女性白带量多，或如豆腐渣样；男性阴囊潮湿。

## 体湿这么办

居家调理时可以根据体内环境的寒热，配合拔罐或刮痧等中医理疗手法。适量的运动和晒太阳也能振奋阳气，帮助体内水湿的祛除。

判断自己是否有湿气

↓

湿气重的人多虚胖
大便不成形，有未排净感
关节酸痛，肢体沉重
头发油腻易脱发

↓

体内有湿气首先需调脾胃功能，防止脾阳受损，增强水湿运化的功能

↓

艾灸大椎穴、肺俞穴、脾俞穴、肾俞穴等

↓

艾灸工具可选择艾条、艾灸盒、艾灸罐、隔姜灸

↓

多吃红豆、薏仁、芡实、扁豆等健脾祛湿的食物

↓

注意体湿者容易患有湿疹、高脂血症、肥胖等疾病

## 艾灸大椎穴、肺俞穴、脾俞穴、肾俞穴

灸大椎穴，提升阳气，驱寒湿邪气；灸肺俞穴，解表宣肺、肃降肺气；灸脾俞穴，利湿升清、健脾和胃；灸肾俞穴，排出肾脏水湿。

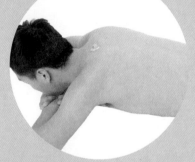

**1 大椎穴**
隔姜灸大椎穴，每次 3~5 壮。

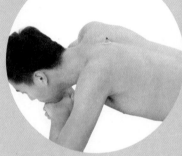

**2 肺俞穴**
隔姜灸肺俞穴，每次 3~5 壮。

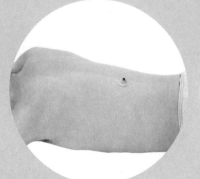

**3 脾俞穴**
隔姜灸脾俞穴，每次 3~5 壮。

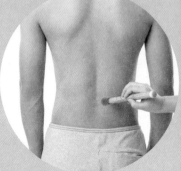

**4 肾俞穴**
用艾条悬提灸肾俞穴，每次 10~15 分钟。

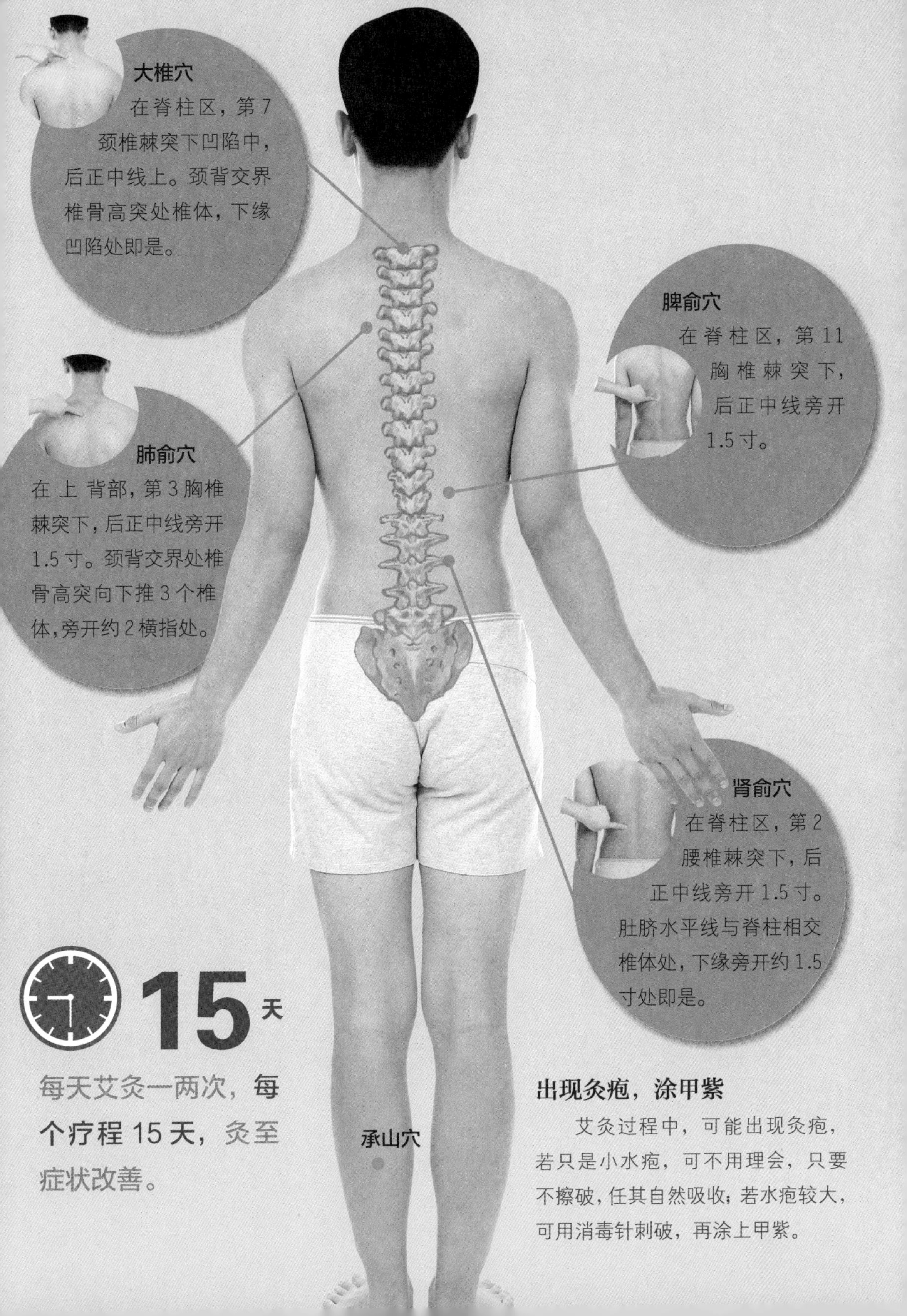

**大椎穴**

在脊柱区，第 7 颈椎棘突下凹陷中，后正中线上。颈背交界椎骨高突处椎体，下缘凹陷处即是。

**脾俞穴**

在脊柱区，第 11 胸椎棘突下，后正中线旁开 1.5 寸。

**肺俞穴**

在上背部，第 3 胸椎棘突下，后正中线旁开 1.5 寸。颈背交界处椎骨高突向下推 3 个椎体，旁开约 2 横指处。

**肾俞穴**

在脊柱区，第 2 腰椎棘突下，后正中线旁开 1.5 寸。肚脐水平线与脊柱相交椎体处，下缘旁开约 1.5 寸处即是。

**15 天**

每天艾灸一两次，每个疗程 15 天，灸至症状改善。

承山穴

**出现灸疱，涂甲紫**

艾灸过程中，可能出现灸疱，若只是小水疱，可不用理会，只要不擦破，任其自然吸收；若水疱较大，可用消毒针刺破，再涂上甲紫。

**艾灸承山穴、阴陵泉穴、足三里穴、丰隆穴、地机穴、曲池穴**

灸承山穴，运化水湿、固化脾土；灸阴陵泉穴，能清利湿热，健脾理气；灸足三里穴，调节机体免疫力、调理脾胃、补中益气、通经活络、疏风化湿、扶正祛邪；灸丰隆穴，能够祛湿化痰、通经活络、补益气血；灸地机穴，解痉镇痛、行气活血；灸曲池穴，祛除风湿、调理气血。

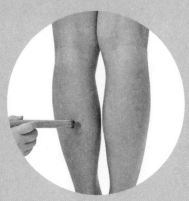

**5 承山穴**
用艾条悬提灸承山穴，每次 10~15 分钟。

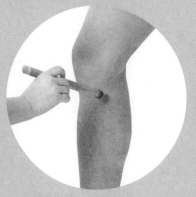

**6 阴陵泉穴**
用艾条悬提灸阴陵泉穴，每次 10~15 分钟。

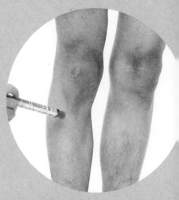

**7 足三里穴**
用艾条悬提灸足三里穴，每次 10~15 分钟。

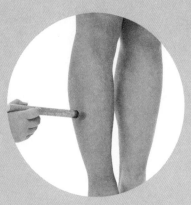

**8 丰隆穴**
用艾条悬提灸丰隆穴，每次 10~15 分钟。

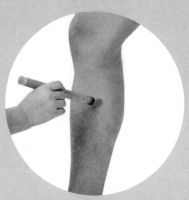

**9 地机穴**
用艾条悬提灸地机穴，每次 10~15 分钟。

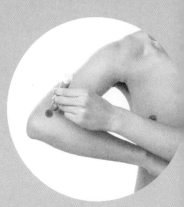

**10 曲池穴**
用艾条悬提灸曲池穴，每次 10~15 分钟。

**承山穴**

（见57页）

小腿后区，腓肠肌两肌腹与肌腱交角处。腘横纹中点与外踝尖连线的中点处。

**曲池穴**

在肘区，尺泽穴与肱骨外上髁连线的中点处。极度曲肘，肘横纹尽端即是。

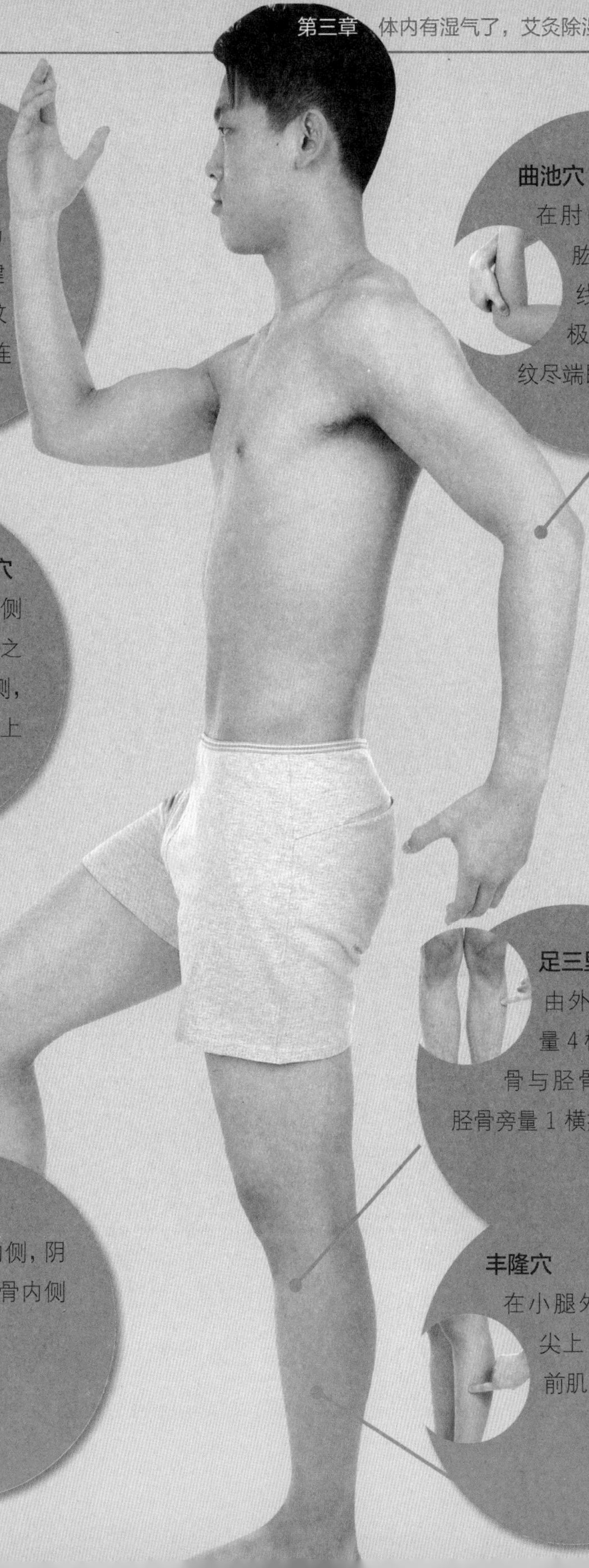

**阴陵泉穴**

在小腿内侧，胫骨内侧髁下缘与胫骨内侧缘之间的凹陷中。小腿内侧，膝关节下，胫骨向内上弯曲凹陷处。

**足三里穴**

由外膝眼向下量4横指，在腓骨与胫骨之间，由胫骨旁量1横指处。

**地机穴**

在小腿内侧，阴陵泉下3寸，胫骨内侧缘后际。

**丰隆穴**

在小腿外侧，外踝尖上8寸，胫骨前肌的外缘。

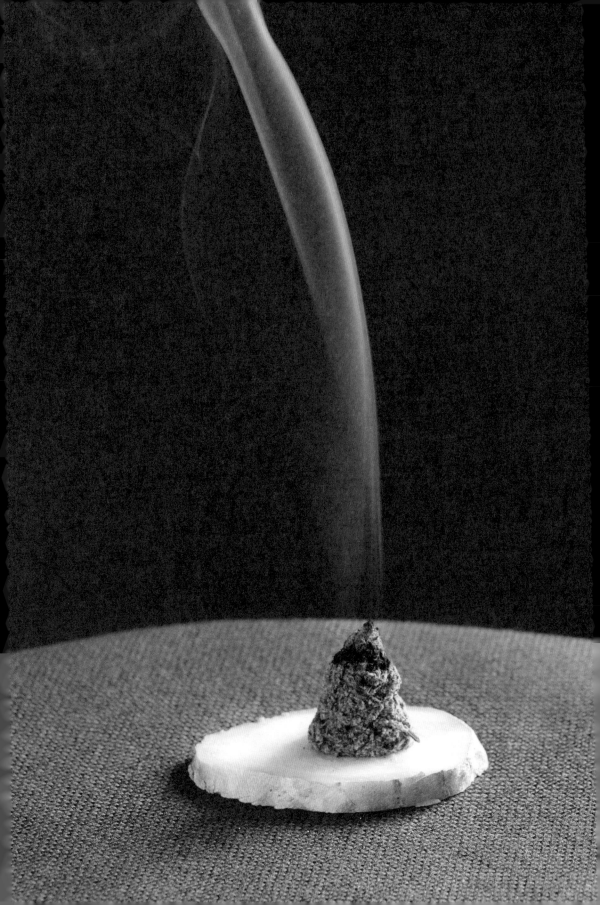

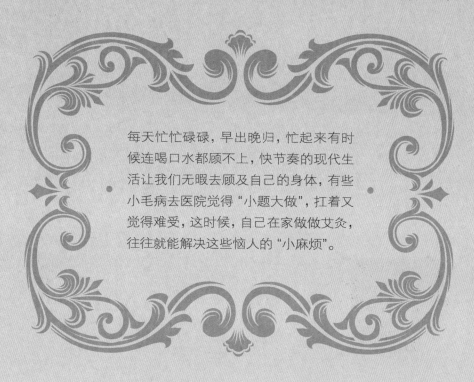

# 第四章

# 日常小病小痛做艾灸

每天忙忙碌碌，早出晚归，忙起来有时候连喝口水都顾不上，快节奏的现代生活让我们无暇去顾及自己的身体，有些小毛病去医院觉得"小题大做"，扛着又觉得难受，这时候，自己在家做做艾灸，往往就能解决这些恼人的"小麻烦"。

# 反复感冒

气虚的人主要表现就是反复感冒，气温稍有变化，就感冒了。而大多数人一旦感冒发热就吃药、输液，好了就停药，过一段时间又感冒了，再吃药、输液。这种方法治标不治本，要想彻底地摆脱反复感冒的困扰，还得从补虚祛寒，调理体质入手。

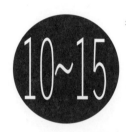

**10~15**

每穴 10~15 分钟
每天 1 次
7 天 1 疗程
灸至症状缓解
不再经常感冒

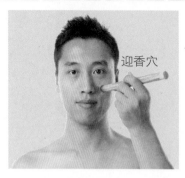

迎香穴

**1 悬提灸迎香穴祛风通窍**
用艾条悬提灸迎香穴 10~15 分钟，也可用回旋灸。

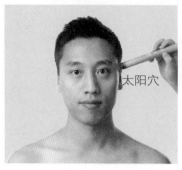

太阳穴

**2 悬提灸太阳穴疏风散寒**
用艾条悬提灸太阳穴 10~15 分钟，也可用回旋灸。

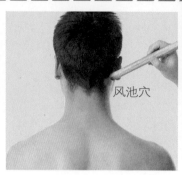

风池穴

**3 悬提灸风池穴疏风理气**
用艾条悬提灸风池穴 10~15 分钟，也可用隔姜灸或艾盒灸。

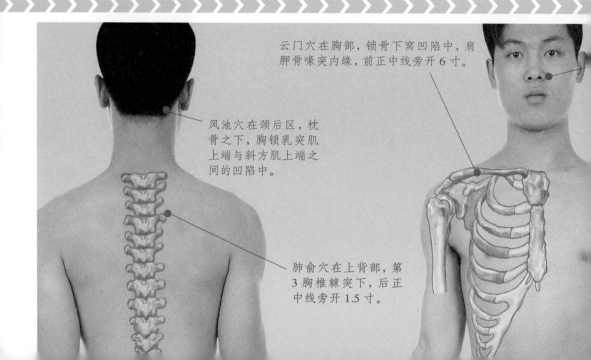

云门穴在胸部，锁骨下窝凹陷中，肩胛骨喙突内缘，前正中线旁开 6 寸。

风池穴在颈后区，枕骨之下，胸锁乳突肌上端与斜方肌上端之间的凹陷中。

肺俞穴在上背部，第 3 胸椎棘突下，后正中线旁开 1.5 寸。

## 艾灸时出现的情况

- 身体感觉温暖
- 打喷嚏、流鼻涕等症状会逐渐减轻
- 上火口干

口干舌燥时，3~5天灸一次。

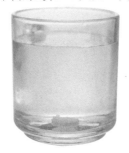

## 出现这些情况的解决办法

艾灸能增强机体抗病能力，打喷嚏、流鼻涕等症状会逐渐减轻，咽喉疼痛等症状会渐渐缓解。艾灸后出现上火口干症状属于常见现象，可适当缩减艾灸时间和数量，艾灸后喝一些温水。

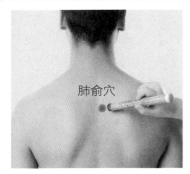

肺俞穴

### 4 悬提灸肺俞穴补益肺气

用艾条悬提灸肺俞穴10~15分钟，也可用隔姜灸或艾盒灸。

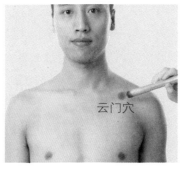

云门穴

### 5 悬提灸云门穴宽胸化痰

用艾条悬提灸云门穴10~15分钟，也可用隔姜灸或艾盒灸。

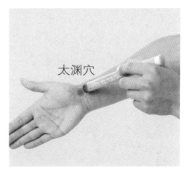

太渊穴

### 6 悬提灸太渊穴通肺理气

用艾条悬提灸太渊穴10~15分钟，也可用隔姜灸或艾盒灸。

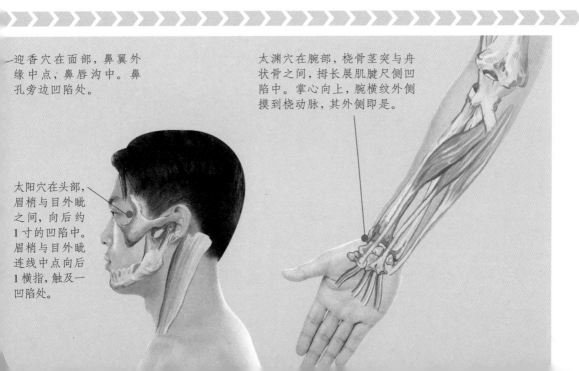

迎香穴在面部，鼻翼外缘中点，鼻唇沟中。鼻孔旁边凹陷处。

太渊穴在腕部，桡骨茎突与舟状骨之间，拇长展肌腱尺侧凹陷中。掌心向上，腕横纹外侧摸到桡动脉，其外侧即是。

太阳穴在头部，眉梢与目外眦之间，向后约1寸的凹陷中。眉梢与目外眦连线中点向后1横指，触及一凹陷处。

# 阳虚型腹泻

阳虚型腹泻是因为身体的阳气不足，没有足够的能量运化食物。食物进入胃肠后就直接排出去了，也就是人们常说的"吃什么拉什么"。这种腹泻没有剧烈的腹痛，但有一种症状，就是早晨一起床就受不了，就得上厕所，中医叫做"五更泻"。

每穴 10~15 分钟
每天 1 次
3~5 天 1 疗程
灸至大便成形
排泄次数减少

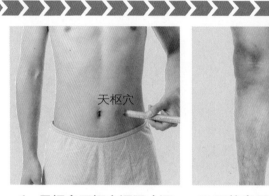

**1** **悬提灸天枢穴调肠止泻**
用艾条悬提灸 10~15 分钟，也可艾盒灸或隔姜灸。

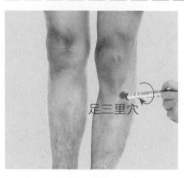

**2** **回旋灸足三里穴健脾祛湿**
用艾条回旋灸 10~15 分钟，也可艾盒灸或隔姜灸。

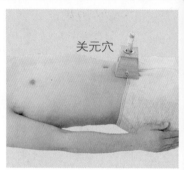

**3** **艾盒灸关元穴益气补肾**
艾盒灸关元穴 10~15 分钟，也可用悬提灸。

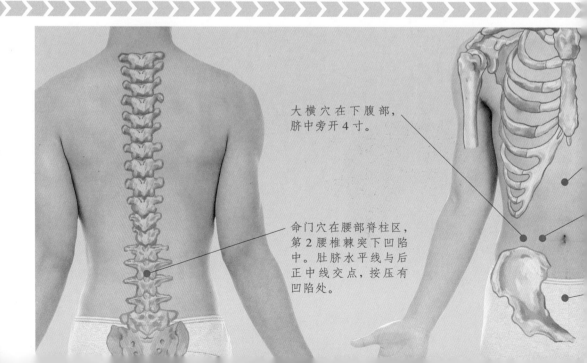

大横穴在下腹部，脐中旁开 4 寸。

命门穴在腰部脊柱区，第 2 腰椎棘突下凹陷中。肚脐水平线与后正中线交点，按压有凹陷处。

**艾灸时出现的情况**

- 大便成形
- 排泄次数减少
- 口干舌燥

多喝水，也能缓解因腹泻引起的脱水。

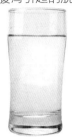

**出现这些情况的解决办法**

艾灸可以通过热刺激调理脾胃、补益气血、温脾。艾灸时出现口干舌燥的现象是体内阴阳正在调和的表现，此时多喝点白开水，能帮助身体尽快达到阴阳平衡，缓解不适症状。

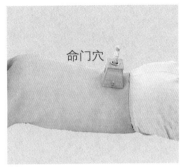

命门穴

**4 艾盒灸命门穴补阳散寒**
艾盒灸 10~15 分钟，也可用悬提灸。

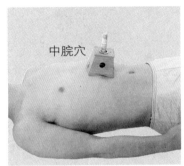

中脘穴

**5 艾盒灸中脘穴调中和胃**
艾盒灸中脘穴 10~15 分钟，也可用悬提灸。

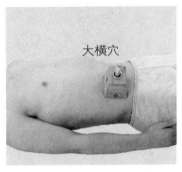

大横穴

**6 艾盒灸大横穴缓解腹泻**
艾盒灸大横穴 10~15 分钟，也可悬提灸或隔姜灸。

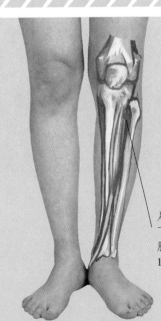

中脘穴在上腹部，脐中上 4 寸，前正中线上。肚脐中央与胸剑联合之间的中点处。

天枢穴在腹部，横平脐中，前正中线旁开 2 寸。

关元穴在下腹部，脐中下 3 寸，前正中线上。肚脐中央向下约 4 横指处即是。

足三里穴由外膝眼向下量 4 横指，在腓骨与胫骨之间，由胫骨旁量 1 横指处。

# 过敏性鼻炎

过敏性鼻炎有一个非常明显的表现，就是不断地打喷嚏。其实，喷嚏从肾发来，从鼻子这儿走，是通过调动肾气，试图把肺的风寒等邪气赶出去。换句话说，就是肺气虚弱了，受不了外界的风寒、花粉之类的邪气，所以过敏性鼻炎才频繁发作。

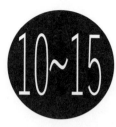

每穴 10~15 分钟

每天 1 次

7 天 1 疗程

灸至症状缓解

打喷嚏现象减少

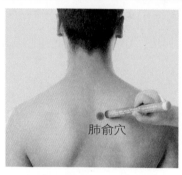

风池穴

**1 悬提灸风池穴祛风除湿**
用艾条悬提灸 10~15 分钟，也可用隔姜灸。

肺俞穴

**2 悬提灸肺俞穴调补肺气**
用艾条悬提灸肺俞穴 10~15 分钟，也可用隔姜灸或艾盒灸。

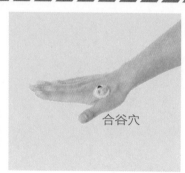

合谷穴

**3 隔姜灸合谷穴清热解表**
隔姜灸合谷穴 5~10 壮，也可用悬提灸或回旋灸。

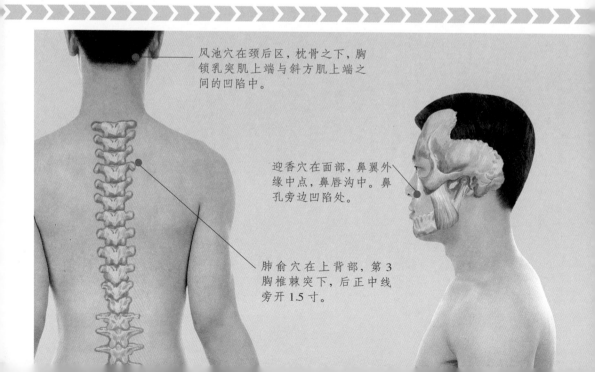

风池穴在颈后区，枕骨之下，胸锁乳突肌上端与斜方肌上端之间的凹陷中。

迎香穴在面部，鼻翼外缘中点，鼻唇沟中。鼻孔旁边凹陷处。

肺俞穴在上背部，第 3 胸椎棘突下，后正中线旁开 1.5 寸。

## 艾灸时出现的情况

- 鼻子感觉暖暖的
- 慢慢通气，鼻涕会逐渐减少
- 口干舌燥，流眼泪，打喷嚏

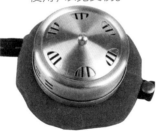

艾灸罐要包裹好再使用，以免烫伤。

### 出现这些情况的解决办法

长期艾灸，鼻子会逐渐感觉暖暖的，鼻窍通畅，鼻塞情况好转。有的人艾灸后会流鼻涕，这是正常反应。若出现流眼泪，或闻到烟总打喷嚏，应换无烟艾条或使用艾灸罐，避免受到烟气熏。

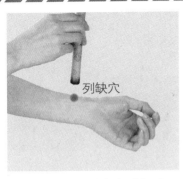

列缺穴

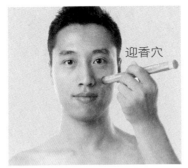

迎香穴

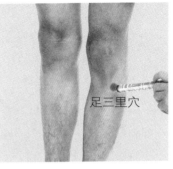

足三里穴

## 4 悬提灸列缺穴宣肺解表

用艾条悬提灸列缺穴10~15分钟，也可用隔姜灸。

## 5 悬提灸迎香穴祛风通窍

用艾条悬提灸迎香穴10~15分钟，也可用隔姜灸。

## 6 悬提灸足三里穴健脾益气

用艾条悬提灸足三里穴10~15分钟，也可用隔姜灸或艾盒灸。

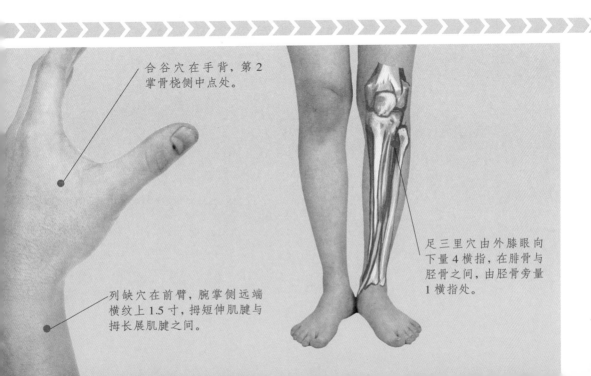

合谷穴在手背，第2掌骨桡侧中点处。

足三里穴由外膝眼向下量4横指，在腓骨与胫骨之间，由胫骨旁量1横指处。

列缺穴在前臂，腕掌侧远端横纹上1.5寸，拇短伸肌腱与拇长展肌腱之间。

# 咳嗽

在中医里，引起咳嗽的原因首先就是外感风寒或风热，挡住了肺气，呼吸道不畅了，自然就促生了咳嗽。另一个原因是痰多阻滞。还有肝肾阴虚，体内的津液少了，肺就失去了滋润。娇嫩的肺脏一旦变得干燥，就会干咳不止。一般多见于热病、久病以及高龄的人。

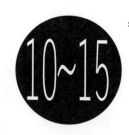

**10~15**

每穴 10~15 分钟
每天 1 次
10 天 1 疗程
灸至症状缓解
呼吸通畅

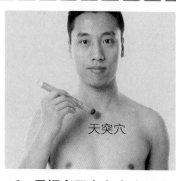

天突穴

## 1 悬提灸天突穴止咳平喘

用艾条悬提灸天突穴 10~15 分钟，也可艾盒灸。

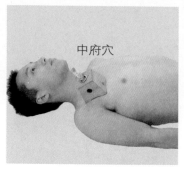

尺泽穴

## 2 悬提灸尺泽穴理气清肺

用艾条悬提灸尺泽穴 10~15 分钟，也可用隔姜灸。

中府穴

## 3 艾盒灸中府穴止咳宽胸

艾盒灸中府穴 10~15 分钟，也可用悬提灸或隔姜灸。

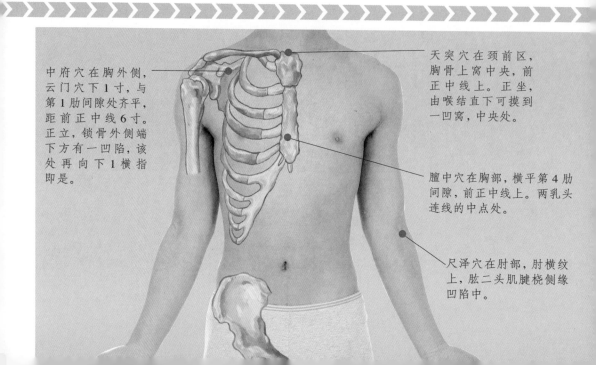

中府穴在胸外侧，云门穴下 1 寸，与第 1 肋间隙处齐平，距前正中线 6 寸。正立，锁骨外侧端下方有一凹陷，该处再向下 1 横指即是。

天突穴在颈前区，胸骨上窝中央，前正中线上。正坐，由喉结直下可摸到一凹窝，中央处。

膻中穴在胸部，横平第 4 肋间隙，前正中线上。两乳头连线的中点处。

尺泽穴在肘部，肘横纹上，肱二头肌腱桡侧缘凹陷中。

## 艾灸时出现的情况

- 咽喉部肿痛逐渐消失
- 咳嗽加重
- 分泌物增多

在药效和功效上，无烟艾条和普通艾条相差不大。

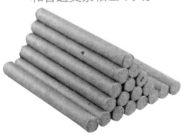

## 出现这些情况的解决办法

出现咳嗽加重，分泌物增多，可能是由于艾条质量不佳或者姿势不对，烟气刺激到了呼吸道，可选用质量好的清艾条或无烟艾条艾灸。若出现痰多、痰涎，可能是身体正在排风寒。

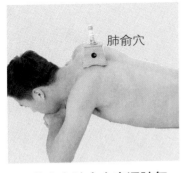

肺俞穴

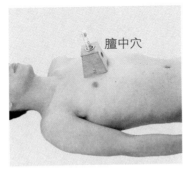

膻中穴

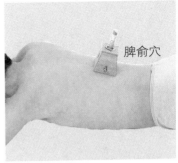

脾俞穴

**4 艾盒灸肺俞穴宣通肺气**
艾盒灸肺俞穴 10~15 分钟，也可用悬提灸或隔姜灸。

**5 艾盒灸膻中穴宽胸理气**
艾盒灸膻中穴 10~15 钟，也可用悬提灸或隔姜灸。

**6 艾盒灸脾俞穴益气健脾**
艾盒灸脾俞穴 10~15 钟，也可用悬提灸或隔姜灸。

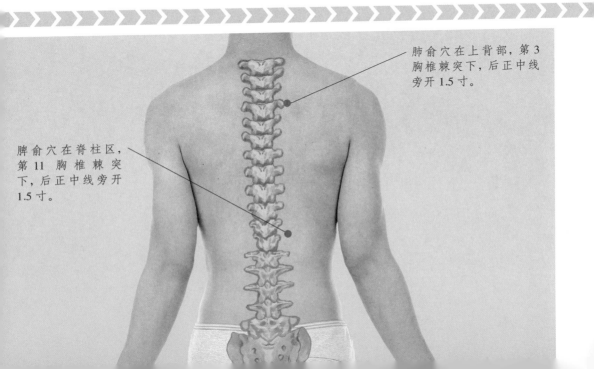

肺俞穴在上背部，第 3 胸椎棘突下，后正中线旁开 1.5 寸。

脾俞穴在脊柱区，第 11 胸椎棘突下，后正中线旁开 1.5 寸。

# 气短自汗

自汗，就是白天无缘无故地流汗，多为心气虚，不能固摄汗液所致。气虚的人，津液不停地往外跑，身体就会越来越弱。有的人还伴有气短，一走路就气喘吁吁的。除了气虚外，心脏方面的某些疾病、甲状腺功能亢进和糖尿病等疾病的患者也都容易出汗。

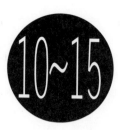

**10~15**

每穴 10~15 分钟
每天 1 次
10 天 1 疗程
灸至症状缓解
自汗情况减少

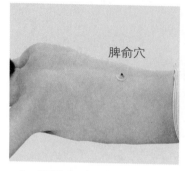

**1 隔姜灸脾俞穴益气健脾**
隔姜灸脾俞穴 5~10 壮，也可用悬提灸或艾盒灸。

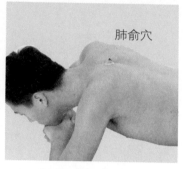

**2 隔姜灸肺俞穴宣肺补气**
隔姜灸肺俞穴 5~10 壮，也可用悬提灸或艾盒灸。

**3 隔姜灸气海穴益气助阳**
隔姜灸气海穴 5~10 壮，也可用悬提灸或艾盒灸。

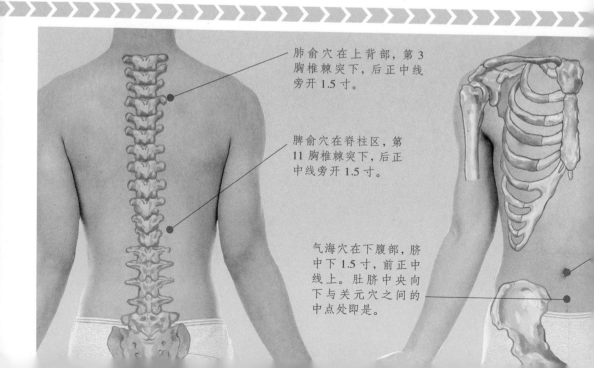

肺俞穴在上背部，第 3 胸椎棘突下，后正中线旁开 1.5 寸。

脾俞穴在脊柱区，第 11 胸椎棘突下，后正中线旁开 1.5 寸。

气海穴在下腹部，脐中下 1.5 寸，前正中线上。肚脐中央向下与关元穴之间的中点处即是。

### 艾灸时出现的情况

- 四肢逐渐有力温暖
- 精神充足、食欲增加
- 流汗情况没有减少

用黄芪泡茶、煲汤，可以配合艾灸。

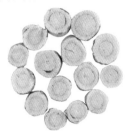

### 出现这些情况的解决办法

艾灸能够为身体补充阳气，阳气一足，对津液的固摄作用就增强了。如果是由其他疾病引起的自汗，需要先治疗已患的疾病才行。若艾灸后所灸处出汗，可能是身体在排寒湿。

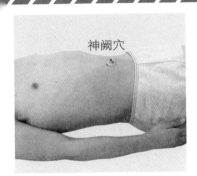

**4 隔姜灸神阙穴温肾助阳**
隔姜灸神阙穴 5~10 壮，也可用悬提灸或艾盒灸。

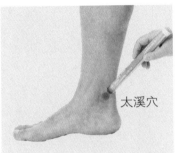

**5 悬提灸太溪穴滋阴补肾**
用艾条悬提灸太溪穴 10~15 分钟，也可用隔姜灸或回旋灸。

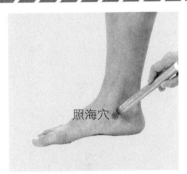

**6 悬提灸照海穴滋阴清热**
用艾条悬提灸照海穴 10~15 分钟，也可用隔姜灸或回旋灸。

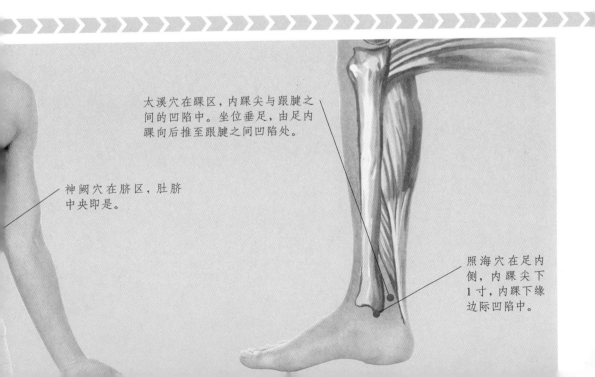

太溪穴在踝区，内踝尖与跟腱之间的凹陷中。坐位垂足，由足内踝向后推至跟腱之间凹陷处。

神阙穴在脐区，肚脐中央即是。

照海穴在足内侧，内踝尖下1寸，内踝下缘边际凹陷中。

# 便秘

阴虚体质的人,津液少,粪便就不能通畅地排出体外。阴虚引起的便秘,大便干结,排便困难,排出的大便是一粒一粒的,就像羊粪一样。阳虚的人也会便秘,因为阳气不足,肠动力就不足,排便无力。这时的便秘虽然排便间隔期长,但是大便并不干硬。

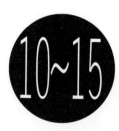

每穴 10~15 分钟
每天 1 次
3~5 天 1 疗程
灸至大便排泄顺畅
排泄次数正常

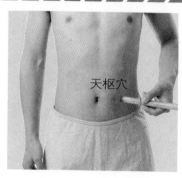

天枢穴

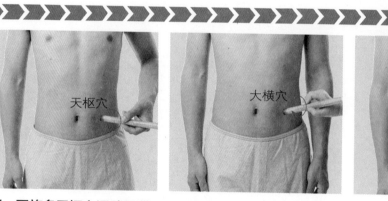

大横穴

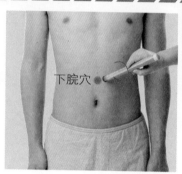

下脘穴

## 1 回旋灸天枢穴通腑导滞
用艾条回旋灸天枢穴10~15分钟,也可艾盒灸或隔姜灸。

## 2 回旋灸大横穴通调肠胃
用艾条回旋灸大横穴10~15分钟,也可艾盒灸或隔姜灸。

## 3 回旋灸下脘穴消积化滞
用艾条回旋灸下脘穴10~15分钟,也可艾盒灸或隔姜灸。

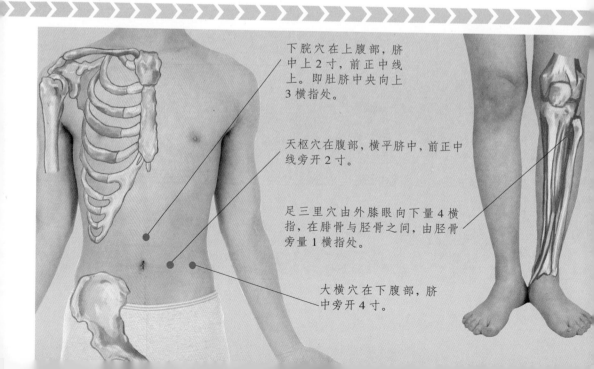

下脘穴在上腹部,脐中上 2 寸,前正中线上。即肚脐中央向上3 横指处。

天枢穴在腹部,横平脐中,前正中线旁开 2 寸。

足三里穴由外膝眼向下量 4 横指,在腓骨与胫骨之间,由胫骨旁量 1 横指处。

大横穴在下腹部,脐中旁开 4 寸。

## 艾灸时出现的情况

- 腹部能够感觉到胃肠蠕动
- 有肠鸣音
- 大便干燥，排便不畅

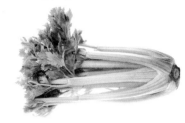

常吃芹菜能刺激肠蠕动，清肠利便。

## 出现这些情况的解决办法

肠鸣音是肠蠕动时肠管内气体和液体随之流动产生的，是肠胃蠕动增强的信号，不必担心。便秘可能是没有及时补充水分或摄入食物中膳食纤维过少，可适量补充新鲜的水果和蔬菜。

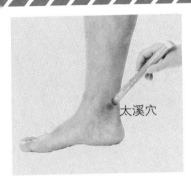

太溪穴

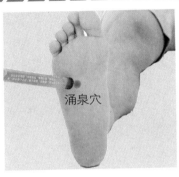

涌泉穴

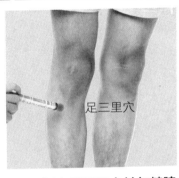

足三里穴

**4** 悬提灸太溪穴滋阴清热

用艾条悬提灸太溪穴10~15分钟，也可用回旋灸。

**5** 悬提灸涌泉穴平肝益肾

用艾条悬提灸涌泉穴10~15分钟，也可用回旋灸。

**6** 悬提灸足三里穴益气健脾

用艾条悬提灸足三里穴10~15分钟，也可用回旋灸。

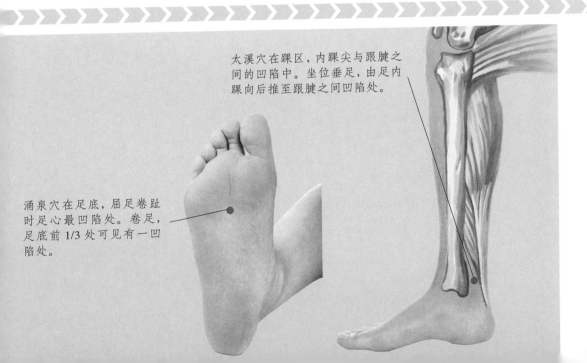

太溪穴在踝区，内踝尖与跟腱之间的凹陷中。坐位垂足，由足内踝向后推至跟腱之间凹陷处。

涌泉穴在足底，屈足卷趾时足心最凹陷处。卷足，足底前 1/3 处可见有一凹陷处。

# 冻疮

冻疮为寒冷侵袭所致，与人体气血阴阳盛衰有关，体质虚弱者不耐其寒，外受寒邪则经络阻塞、气血凝滞。暴冻着热或暴热着冻，也能促使本病发作。夏天阳气生发，肌肤腠理开放，是预防调理的好时节。采用益气活血、温阳通脉之法能预防冬日冻疮。

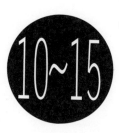

**10~15**

每穴 10~15 分钟
每天 1 次
7 天 1 疗程
灸至症状缓解

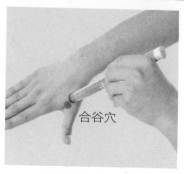

阳池穴

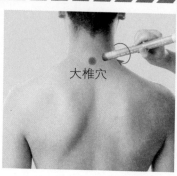

合谷穴

大椎穴

## 1 悬提灸阳池穴温经通络
悬提灸阳池穴 5~10 壮，也可用隔姜灸。

## 2 悬提灸合谷穴温经通络
用艾条悬提灸合谷穴 10~15 分钟，也可用回旋灸。

## 3 回旋灸大椎穴除寒祛湿
用艾条回旋灸大椎穴 10~15 分钟，也可用悬提灸或隔姜灸。

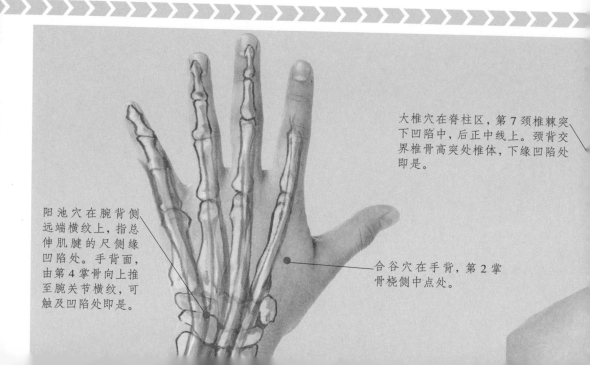

大椎穴在脊柱区，第 7 颈椎棘突下凹陷中，后正中线上。颈背交界椎骨高突处椎体，下缘凹陷处即是。

阳池穴在腕背侧远端横纹上，指总伸肌腱的尺侧缘凹陷处。手背面，由第 4 掌骨向上推至腕关节横纹，可触及凹陷处即是。

合谷穴在手背，第 2 掌骨桡侧中点处。

## 艾灸时出现的情况

- 皮肤出现红白相间斑点
- 出现皮疹，发痒
- 出现水疱

若局部出现小皮疹，可以涂抹药物缓解。若全身出现，可能是过敏现象。

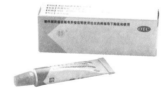

## 出现这些情况的解决办法

出现红白相间斑点是由于局部经脉不通、气血运行不畅所致，可继续艾灸，直到灸处温热感增强，白色斑点消失，出现均匀潮红。体内湿气较重，艾灸时会出现小皮疹，且发痒。

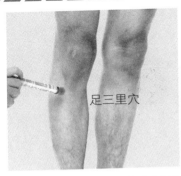

足三里穴

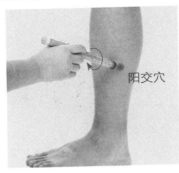

阳交穴

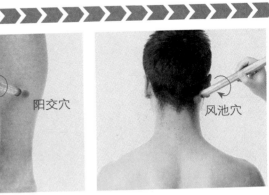

风池穴

### 4 悬提灸足三里穴补中益气

用艾条悬提灸足三里穴10~15分钟，也可用回旋灸或隔姜灸。

### 5 回旋灸阳交穴疏通经络

用艾条回旋灸阳交穴10~15分钟，也可用悬提灸或隔姜灸。

### 6 回旋灸风池穴行气活血

用艾条回旋灸风池穴10~15分钟，也可用悬提灸或隔姜灸。

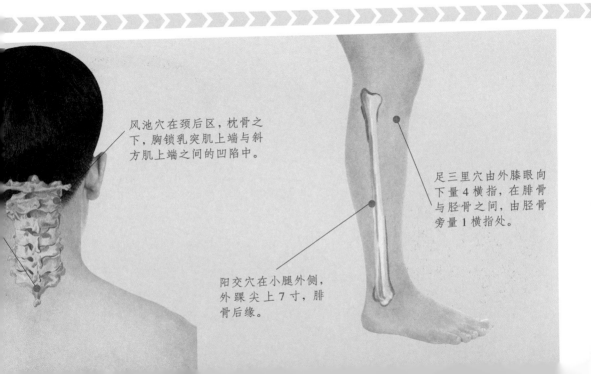

风池穴在颈后区，枕骨之下，胸锁乳突肌上端与斜方肌上端之间的凹陷中。

阳交穴在小腿外侧，外踝尖上7寸，腓骨后缘。

足三里穴由外膝眼向下量4横指，在腓骨与胫骨之间，由胫骨旁量1横指处。

# 头晕

头晕常见于高血压、动脉硬化、贫血以及颈椎病患者。风、痰、虚是造成眩晕的主要原因。"风"指肝风内动，气郁化火，耗伤了肝阴，风火上扰；"痰"指的是痰湿，痰湿留在体内会影响气血运行；"虚"是指肝肾运行不足。肝为风木之脏，肾是人的根本。

每穴 10~15 分钟
每天 1 次
7 天 1 疗程
灸至头晕症状缓解
耳鸣等现象消失

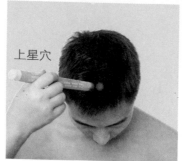

**1 悬提灸四神聪穴醒脑**
用艾条悬提灸四神聪穴 10~15 分钟，也可用隔姜灸。

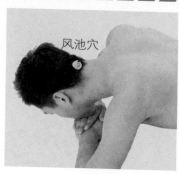

**2 悬提灸上星穴清头明目**
用艾条悬提灸上星穴 10~15 分钟，也可用回旋灸。

**3 隔姜灸风池穴平肝定晕**
隔姜灸风池穴 10~15 壮，也可用回旋灸或悬提灸。

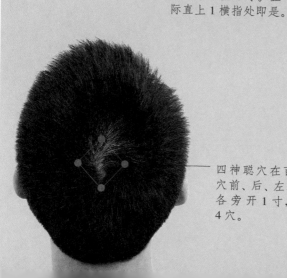

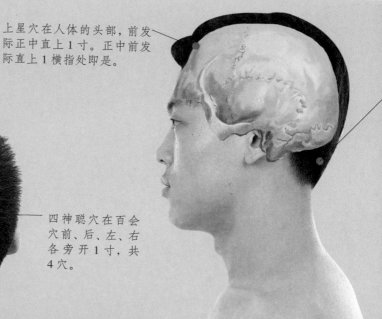

上星穴在人体的头部，前发际正中直上 1 寸。正中前发际直上 1 横指处即是。

四神聪穴在百会穴前、后、左、右各旁开 1 寸，共 4 穴。

## 艾灸时出现的情况

- 看东西越来越清晰
- 思维越来越清晰
- 疲倦失眠

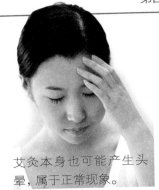

艾灸本身也可能产生头晕，属于正常现象。

## 出现这些情况的解决办法

艾灸能补充人体正气，补阳气，从而促进气血的循环，使头部能够得到充足的养分和氧气。初次艾灸，或者被灸者体质较差，容易产生疲倦感。持续灸一段时间后，疲倦感会慢慢消失。

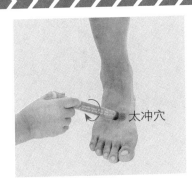

太冲穴

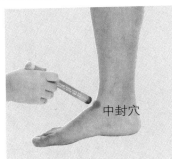

中封穴

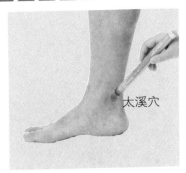

太溪穴

### 4 回旋灸太冲穴养肝潜阳

用艾条回旋灸太冲穴10~15分钟，也可用悬提灸或隔姜灸。

### 5 悬提灸中封穴清泻肝胆

用艾条悬提灸中封穴10~15分钟，也可用回旋灸或隔姜灸。

### 6 悬提灸太溪穴滋补肝肾

用艾条悬提灸太溪穴10~15分钟，也可用回旋灸或隔姜灸。

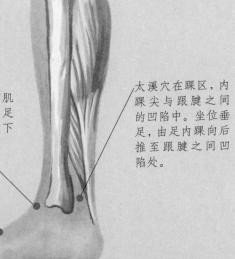

风池穴在颈后区，枕骨之下，胸锁乳突肌上端与斜方肌上端之间的凹陷中。

中封穴在踝区，内踝前，胫骨前肌腱的内侧缘凹陷处。趾上翘，足背见一大筋，其内侧足内踝前下方凹陷处。

太溪穴在踝区，内踝尖与跟腱之间的凹陷中。坐位垂足，由足内踝向后推至跟腱之间凹陷处。

太冲穴在足背，第1、第2跖骨间，跖骨底结合部前方凹陷中。足背，沿第1、第2趾间横纹向足背上推凹陷处。

# 呃逆

饭吃得过饱,打个嗝,很正常。但假如"嗝"打个不停,则是让人头疼的事。中医上指气逆上冲,喉间呃呃连声,声短而频,不能自行控制的一种病症。它常常是因为进食吞咽仓促、受凉或精神刺激等因素,引起膈肌暂时性痉挛而产生,胃气上逆是根本原因。

**15**

每穴 15 分钟
每天 1 次
5 天 1 疗程
灸至打嗝频率减少

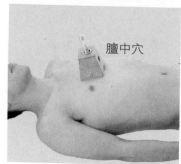

中脘穴

## 1 隔姜灸中脘穴理气和胃

隔姜灸中脘穴 5~10 壮,也可艾盒灸或悬提灸。

膻中穴

## 2 艾盒灸膻中穴宽胸顺气

艾盒灸膻中穴 15 分钟,也可用隔姜灸或悬提灸。

内关穴

## 3 艾盒灸内关穴和降胃气

艾盒灸内关穴 15 分钟,也可用隔姜灸。

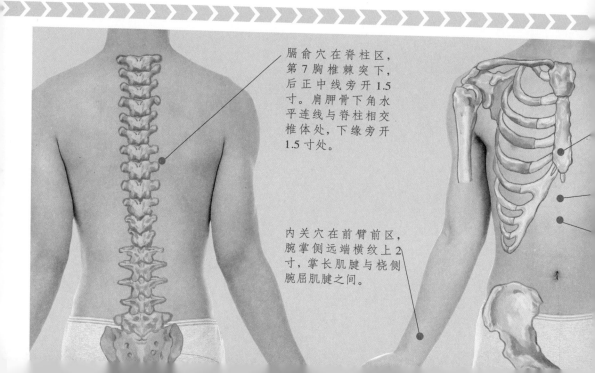

膈俞穴在脊柱区,第 7 胸椎棘突下,后正中线旁开 1.5 寸。肩胛骨下角水平连线与脊柱相交椎体处,下缘旁开 1.5 寸处。

内关穴在前臂前区,腕掌侧远端横纹上 2 寸,掌长肌腱与桡侧腕屈肌腱之间。

## 艾灸时出现的情况

- 打嗝逐渐减少、停止
- 口腔异味消失
- 咳嗽，头晕

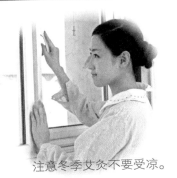

注意冬季艾灸不要受凉。

## 出现这些情况的解决办法

艾灸能和胃舒膈，宣发胃气，打嗝频率会逐渐减少，消化功能增强，食物不会积存产生口腔异味。艾灸环境不通风，燃烧艾条造成缺氧，会出现咳嗽、头晕，可以在避风处开一个通气的口。

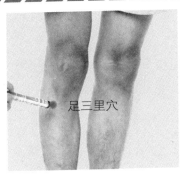

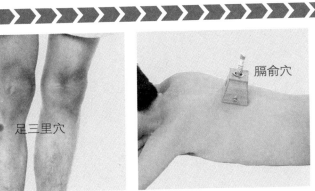

膈俞穴

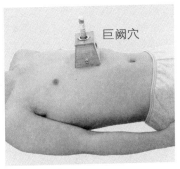

巨阙穴

足三里穴

### 4 悬提灸足三里穴通经活络、升降气机

用艾条悬提灸足三里穴 15 分钟，也可艾盒灸。

### 5 艾盒灸膈俞穴宽胸利膈

艾盒灸膈俞穴 15 分钟，也可用悬提灸。

### 6 艾盒灸巨阙穴理气安神、和胃利膈

艾盒灸巨阙穴 15 分钟，也可用悬提灸。

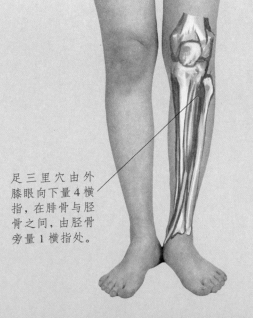

膻中穴在胸部，横平第 4 肋间隙，前正中线上。两乳头连线的中点处。

巨阙穴在上腹部，脐中上 6 寸，前正中线上。仰卧，中脘穴上 2 横指。

中脘穴在上腹部，脐中上 4 寸，前正中线上。肚脐中央与胸剑联合之间的中点处。

足三里穴由外膝眼向下量 4 横指，在腓骨与胫骨之间，由胫骨旁量 1 横指处。

# 失眠

至少在3个月以上，出现慢性、长期的睡眠障碍，难以入眠，睡后易醒，睡眠不实，伴有疲劳、记忆力下降等症状。睡眠的问题归心管，一旦人气血不足，心失所养，就会出现失眠的症状。另外，长期情绪不畅，郁郁寡欢，也会导致失眠。

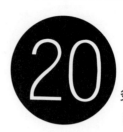

**20**

每穴20分钟
每天1次
10天1疗程
灸至睡眠状况改善
疲劳等现象减轻

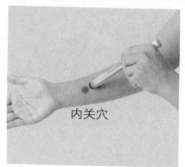

神门穴

内关穴

劳宫穴

**1 悬提灸神门穴养心安神**
用艾条悬提灸神门穴20分钟，也可用回旋灸。

**2 悬提灸内关穴宁心安神**
用艾条悬提灸内关穴20分钟，也可用回旋灸。

**3 隔姜灸劳宫穴清心宁神**
隔姜灸劳宫穴10~15壮，也可用回旋灸或悬提灸。

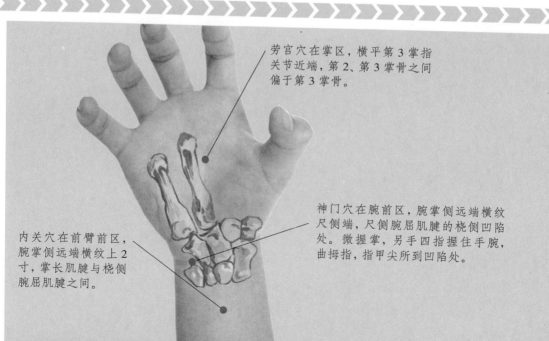

劳宫穴在掌区，横平第3掌指关节近端，第2、第3掌骨之间偏于第3掌骨。

神门穴在腕前区，腕掌侧远端横纹尺侧端，尺侧腕屈肌腱的桡侧凹陷处。微握掌，另手四指握住手腕，曲拇指，指甲尖所到凹陷处。

内关穴在前臂前区，腕掌侧远端横纹上2寸，掌长肌腱与桡侧腕屈肌腱之间。

### 艾灸时出现的情况

· 头晕、出虚汗
· 大便恶臭
· 睡眠情况改善

只要精力体力无碍，不必强迫自己入睡。

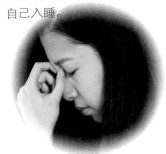

### 出现这些情况的解决办法

在艾灸几天或几十天的时候，会有返病和排病气的现象，这些表现可能包括头晕、出汗、大便恶臭、小便频数，有的会有耳鸣、身上起小疙瘩等，均属正常。

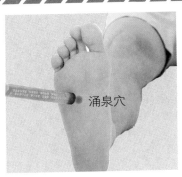

涌泉穴

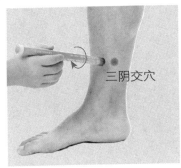

三阴交穴

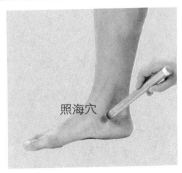

照海穴

## 4 悬提灸涌泉穴滋阴益肾

用艾条悬提灸涌泉穴20分钟，也可用回旋灸或隔姜灸。

## 5 回旋灸三阴交穴益肾平肝

用艾条回旋灸三阴交穴20分钟，也可用悬提灸或隔姜灸。

## 6 悬提灸照海穴引火下行

用艾条悬提灸照海穴20分钟，也可用回旋灸或隔姜灸。

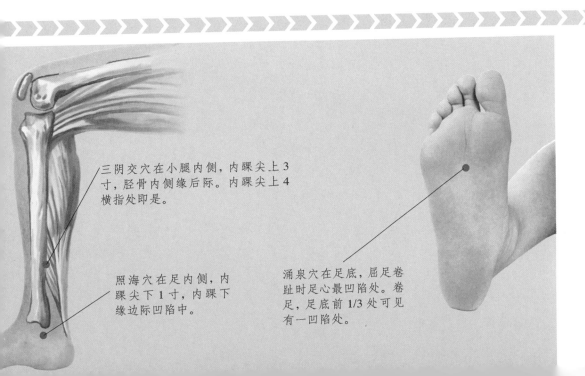

三阴交穴在小腿内侧，内踝尖上3寸，胫骨内侧缘后际。内踝尖上4横指处即是。

照海穴在足内侧，内踝尖下1寸，内踝下缘边际凹陷中。

涌泉穴在足底，屈足卷趾时足心最凹陷处。卷足，足底前1/3处可见有一凹陷处。

# 水肿

体内水液过多而引起的身体头面、眼睑、四肢、腹背等部位浮肿,严重者甚至全身浮肿。中医认为肾气虚,不能气化或蒸腾水液,导致膀胱气化失常,致使水液内储,滞留体内,形成水肿。另外,脾伤不能运津,也会导致水液潴留体内。

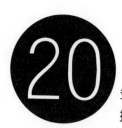

**20**

每穴 20 分钟
每天 1 次
7 天 1 疗程
灸至水肿情况减轻
排水功能恢复正常

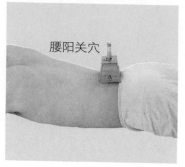

关元穴

**1** 艾盒灸关元穴培补元气
艾盒灸关元穴 20 分钟,也可用悬提灸或隔姜灸。

腰阳关穴

**2** 艾盒灸腰阳关穴祛寒除湿
艾盒灸腰阳关穴 20 分钟,也可用悬提灸或隔姜灸。

肾俞穴

**3** 艾盒灸肾俞穴强腰利水
艾盒灸肾俞穴 20 分钟,也可用悬提灸或隔姜灸。

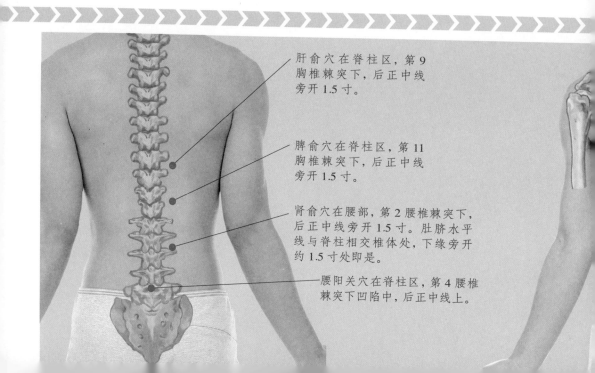

肝俞穴在脊柱区,第 9 胸椎棘突下,后正中线旁开 1.5 寸。

脾俞穴在脊柱区,第 11 胸椎棘突下,后正中线旁开 1.5 寸。

肾俞穴在腰部,第 2 腰椎棘突下,后正中线旁开 1.5 寸。肚脐水平线与脊柱相交椎体处,下缘旁开约 1.5 处即是。

腰阳关穴在脊柱区,第 4 腰椎棘突下凹陷中,后正中线上。

## 艾灸时出现的情况

- 排尿、排汗增多
- 水肿消失
- 出现灸疱

若要刺破灸疱，先给针消毒，用医用棉球吸干液体。

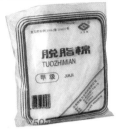

## 出现这些情况的解决办法

艾灸能够补充身体的阳气，增强水液代谢，增强排尿功能。出现灸疱是灸疗中的正常现象，可能是施灸过量或时间太长引起的。可以增加艾灸时的距离或者缩短艾灸时间。

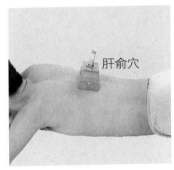

肝俞穴

**4 艾盒灸肝俞穴疏肝理气**
艾盒灸肝俞穴 20 分钟，也可用悬提灸或隔姜灸。

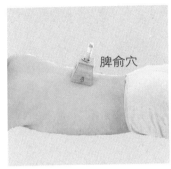

脾俞穴

**5 艾盒灸脾俞穴健脾益气**
艾盒灸脾俞穴 20 分钟，也可用悬提灸或隔姜灸。

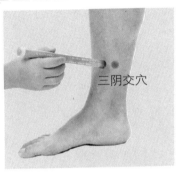

三阴交穴

**6 悬提灸三阴交穴健脾理血**
用艾条悬提灸三阴交穴 20 分钟，也可用回旋灸。

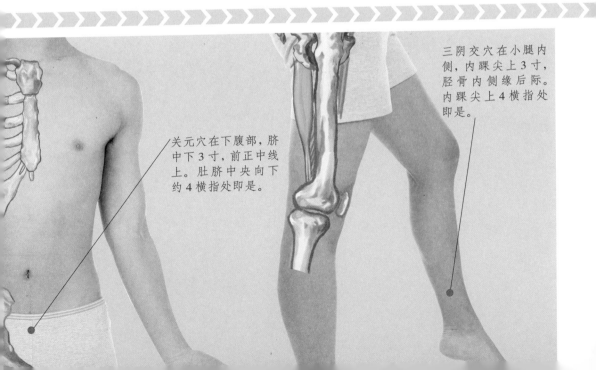

关元穴在下腹部，脐中下 3 寸，前正中线上。肚脐中央向下约 4 横指处即是。

三阴交穴在小腿内侧，内踝尖上 3 寸，胫骨内侧缘后际。内踝尖上 4 横指处即是。

# 落枕

早起突然感到颈后部、上背部疼痛，颈项活动不利，不能自由旋转，严重者俯仰都有困难，甚至头部强直于异常，使得头偏向了病侧，颈部摸起来有"条索感"。落枕与睡姿不当、颈部受寒、气血不畅有关。不要迎风而睡，平时多活动颈部，促进气血循环。

每穴 15 分钟
每天 1 次
7 天 1 疗程
灸至症状缓解

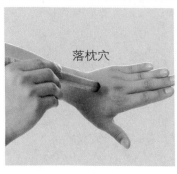

落枕穴

## 1 悬提灸落枕穴缓解肌肉紧张

用艾条悬提灸落枕穴 15 分钟，也可用回旋灸。

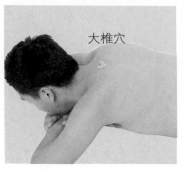

大椎穴

## 2 隔姜灸大椎穴促进颈部气血循环

隔姜灸大椎穴 10~15 壮，也可用悬提灸或艾盒灸。

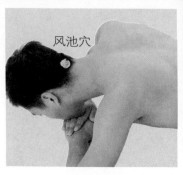

风池穴

## 3 隔姜灸风池穴疏风散寒

隔姜灸风池穴 15 分钟，也可用艾条悬提灸。

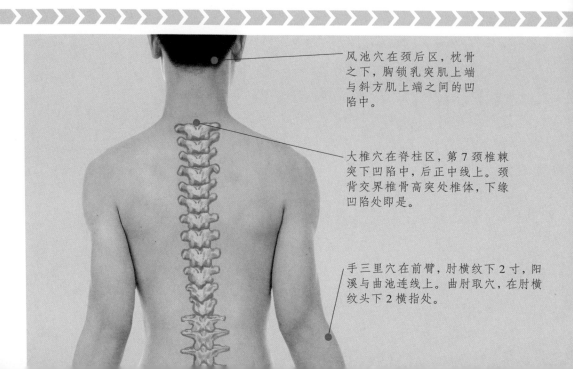

风池穴在颈后区，枕骨之下，胸锁乳突肌上端与斜方肌上端之间的凹陷中。

大椎穴在脊柱区，第 7 颈椎棘突下凹陷中，后正中线上。颈背交界椎骨高突处椎体，下缘凹陷处即是。

手三里穴在前臂，肘横纹下 2 寸，阳溪与曲池连线上。曲肘取穴，在肘横纹头下 2 横指处。

### 艾灸时出现的情况

· 颈部发冷
· 有凉气向外冒
· 活动能力增强

阴盛火旺、过敏体质以及孕妇，禁用隔附子灸。

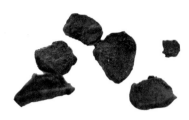

### 出现这些情况的解决办法

颈部发冷可能是由于艾灸时艾条离得较远或者火力较弱，可以离得稍近一些或者换用粗一些的艾条来进行艾灸。也可能是排风寒反应。配合使用隔姜灸、隔附子灸能够加强温阳补气的效果。

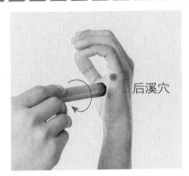

后溪穴

**4 回旋灸后溪穴调和气血**
用艾条回旋灸后溪穴 15 分钟，也可用悬提灸。

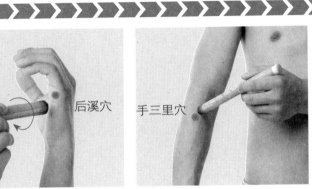

手三里穴

**5 悬提灸手三里穴柔筋缓急**
用艾条悬提灸手三里穴 15 分钟，也可用回旋灸或隔姜灸。

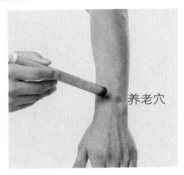

养老穴

**6 悬提灸养老穴舒筋活络**
用艾条悬提灸养老穴 15 分钟，也可用回旋灸或隔姜灸。

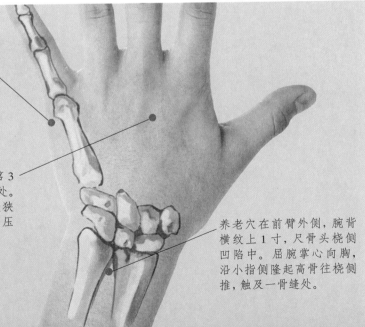

后溪穴在手内侧，第 5 掌指关节尺侧近端赤白肉际凹陷中。握拳，第 5 掌指关节后缘，掌指横纹尺侧端赤白肉际处。

落枕穴位于手背侧，当第 2、第 3 掌骨间，指掌关节后约 0.5 寸处。食指和中指掌骨间，骨间骨缝变狭窄处起，大约 1 指宽的距离上，压痛感强处。

养老穴在前臂外侧，腕背横纹上 1 寸，尺骨头桡侧凹陷中。屈腕掌心向胸，沿小指侧隆起高骨往桡侧推，触及一骨缝处。

# 荨麻疹

中医认为，荨麻疹的发病原因为血虚风燥、胃肠湿热、风湿邪气郁于肌表而引发。现代医学认为，荨麻疹的发病原因为对某种物质或某种刺激因素过敏，导致皮肤、黏膜小血管扩张及渗透性增加而出现的一种局限性水肿反应，可自行消退。

**10**
每穴 10 分钟
每天 1 次
3~5 天 1 疗程
灸至皮肤表面红
肿消退
瘙痒感消失

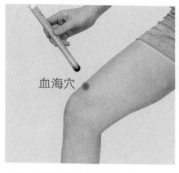

血海穴

**1 悬提灸血海穴补血活血**
用艾条悬提灸血海穴 10 分钟，也可用回旋灸或隔姜灸。

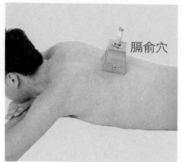

膈俞穴

**2 艾盒灸膈俞穴活血通脉**
艾盒灸膈俞穴 10 分钟，也可用悬提灸或隔姜灸。

足三里穴

**3 悬提灸足三里穴健脾胃**
用艾条悬提灸足三里穴 10 分钟，也可用回旋灸或隔姜灸。

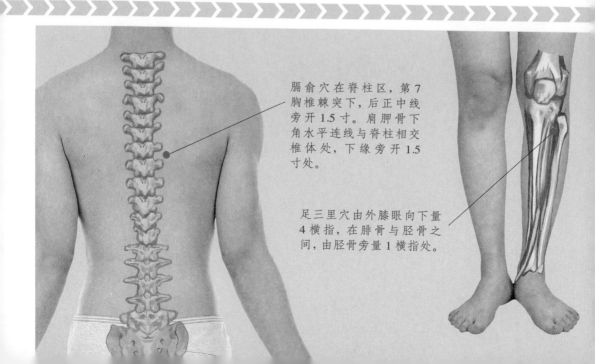

膈俞穴在脊柱区，第 7 胸椎棘突下，后正中线旁开 1.5 寸。肩胛骨下角水平连线与脊柱相交椎体处，下缘旁开 1.5 寸处。

足三里穴由外膝眼向下量 4 横指，在腓骨与胫骨之间，由胫骨旁量 1 横指处。

## 艾灸时出现的情况

- 出现红疹
- 风团、红肿消退
- 瘙痒感减轻
- 反复出现

常用香皂和温水对荨麻疹部位进行清洗。

## 出现这些情况的解决办法

红疹跟艾灸的其他反应一样，都是艾灸时进入体内的温阳之气在驱赶邪气的表现。可能会出现反复现象。艾灸能够起到清热祛湿、祛风止痒的功效，因此能够消除荨麻疹的症状。

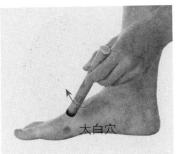

大都穴

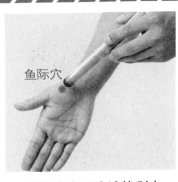

太白穴

鱼际穴

### 4 回旋灸大都穴健脾利湿

用艾条回旋灸大都穴10分钟，也可用悬提灸或隔姜灸。

### 5 回旋灸太白穴健脾胃、化湿

用艾条回旋灸太白穴10分钟，也可用悬提灸或隔姜灸。

### 6 悬提灸鱼际穴清热利水

用艾条悬提灸鱼际穴10分钟，也可用回旋灸或隔姜灸。

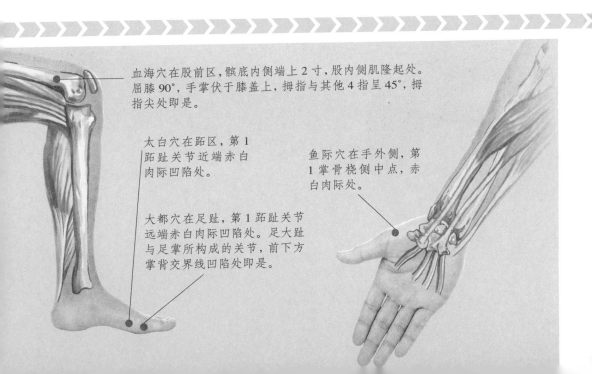

血海穴在股前区，髌底内侧端上2寸，股内侧肌隆起处。屈膝90°，手掌伏于膝盖上，拇指与其他4指呈45°，拇指尖处即是。

太白穴在跖区，第1跖趾关节近端赤白肉际凹陷处。

鱼际穴在手外侧，第1掌骨桡侧中点，赤白肉际处。

大都穴在足趾，第1跖趾关节远端赤白肉际凹陷处。足大趾与足掌所构成的关节，前下方掌背交界线凹陷处即是。

# 耳鸣耳聋

中医认为，肾与耳的关系密切。肾精充足，则耳聪目明、精力充沛；肾精亏损，精气就不能上达头面部。耳窍一旦失去滋养，轻则耳鸣，重则听力下降甚至耳聋失聪。所以，中医还有种说法，"鸣者，聋之渐也"，也就是说耳鸣多为耳聋的先兆。

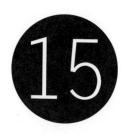

**15**
每穴 15 分钟
每天 1 次
10 天 1 疗程
灸至耳鸣症状减轻
头晕现象消失

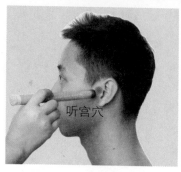

## 1 悬提灸翳风穴滋养耳窍
用艾条悬提灸翳风穴 15 分钟，也可用回旋灸。

翳风穴

## 2 悬提灸听宫穴宣窍宁神
用艾条悬提灸听宫穴 15 分钟，也可用回旋灸。

听宫穴

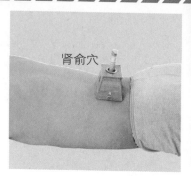

## 3 艾盒灸肾俞穴补肾聪耳
艾盒灸肾俞穴 15 分钟，也可用回旋灸或隔姜灸。

肾俞穴

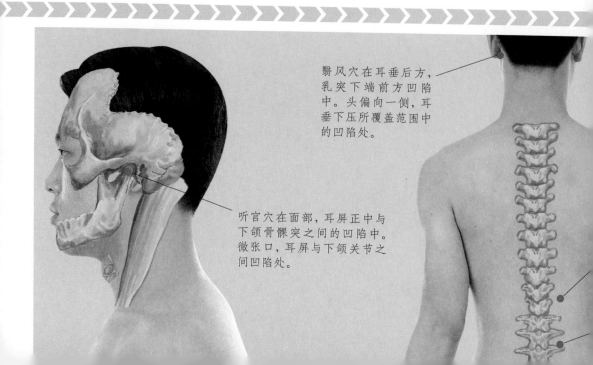

翳风穴在耳垂后方，乳突下端前方凹陷中。头偏向一侧，耳垂下压所覆盖范围中的凹陷处。

听宫穴在面部，耳屏正中与下颌骨髁突之间的凹陷中。微张口，耳屏与下颌关节之间凹陷处。

## 艾灸时出现的情况

- 头晕疲倦
- 口干舌燥
- 耳鸣情况加重

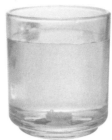

艾灸后可喝些温水。

## 出现这些情况的解决办法

初次艾灸或被灸者体质较差，易产生头晕疲倦感。持续艾灸会慢慢消失。上火口干也属正常现象，可在艾灸后喝一些温水。若耳鸣情况没有改善，则要检查是否是由其他病症引发。

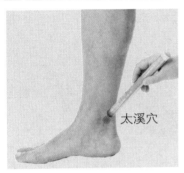

### 4 悬提灸太溪穴滋阴补肾

用艾条悬提灸太溪穴 15 分钟，也可用回旋灸或隔姜灸。

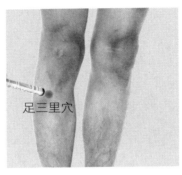

### 5 悬提灸足三里穴补益气血

用艾条悬提灸足三里穴 15 分钟，也可用回旋灸或隔姜灸。

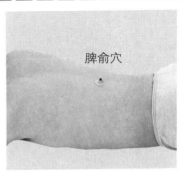

### 6 隔姜灸脾俞穴健脾益气

隔姜灸脾俞穴 15 分钟，也可用回旋灸或艾盒灸。

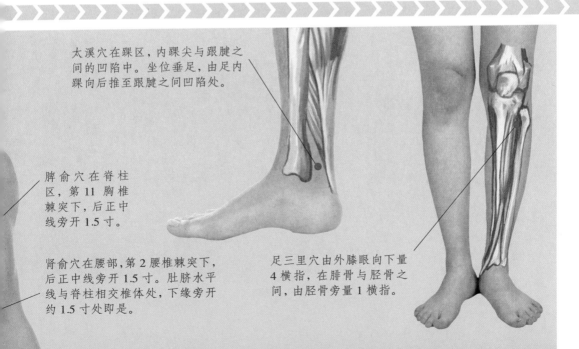

太溪穴在踝区，内踝尖与跟腱之间的凹陷中。坐位垂足，由足内踝向后推至跟腱之间凹陷处。

脾俞穴在脊柱区，第 11 胸椎棘突下，后正中线旁开 1.5 寸。

肾俞穴在腰部，第 2 腰椎棘突下，后正中线旁开 1.5 寸。肚脐水平线与脊柱相交椎体处，下缘旁开约 1.5 寸处即是。

足三里穴由外膝眼向下量 4 横指，在腓骨与胫骨之间，由胫骨旁量 1 横指。

# 心悸

心悸主要是指人的心脏及其周围部位突然出现的一阵难以自主的不适感,其临床表现主要有心率过快、过强或者心律跳动不规则。心悸多见于贫血、甲状腺功能亢进、冠心病、心律失常,以及一些自主神经和内分泌功能紊乱患者。应益气养血、宁心安神。

**15**

每穴 15 分钟
每天 1 次
7 天 1 疗程
灸至心率恢复正常
不适感消失

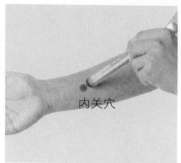

大陵穴

## 1 悬提灸大陵穴宽胸和胃
用艾条悬提灸大陵穴 15 分钟,也可用回旋灸。

内关穴

## 2 悬提灸内关穴和营通络
用艾条悬提灸内关穴 15 分钟,也可用回旋灸。

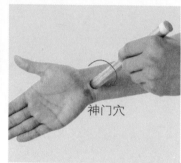

神门穴

## 3 回旋灸神门穴宁心安神
用艾条回旋灸神门穴 15 分钟,也可用悬提灸。

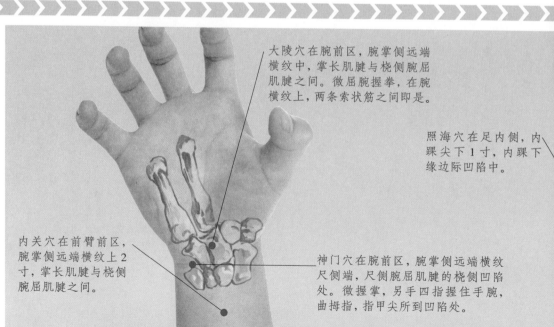

大陵穴在腕前区,腕掌侧远端横纹中,掌长肌腱与桡侧腕屈肌腱之间。微屈腕握拳,在腕横纹上,两条索状筋之间即是。

照海穴在足内侧,内踝尖下 1 寸,内踝下缘边际凹陷中。

内关穴在前臂前区,腕掌侧远端横纹上 2 寸,掌长肌腱与桡侧腕屈肌腱之间。

神门穴在腕前区,腕掌侧远端横纹尺侧端,尺侧腕屈肌腱的桡侧凹陷处。微握掌,另手四指握住手腕,曲拇指,指甲尖所到凹陷处。

### 艾灸时出现的情况

- 眼睛红肿流泪
- 口干舌燥
- 精神越来越好
- 呼吸不顺畅、急促

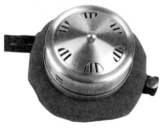

可以利用艾灸罐上的出风孔调节温度。

## 出现这些情况的解决办法

流眼泪可能是由于艾灸方式不正确，可换用无烟艾条或使用艾灸罐，避免烟气熏到眼睛。如出现呼吸不顺畅、急促等现象，可延长艾灸间隔时间，待情况稳定再艾灸。

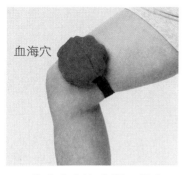

血海穴

### 4 艾盒灸血海穴滋阴养血

艾盒灸血海穴 15 分钟，也可用悬提灸。

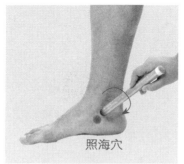

照海穴

### 5 回旋灸照海穴清热除烦

用艾条回旋灸照海穴 15 分钟，也可用悬提灸。

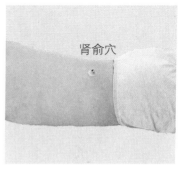

肾俞穴

### 6 隔姜灸肾俞穴温阳益气

隔姜灸肾俞穴 10~15 壮，也可艾盒灸或悬提灸。

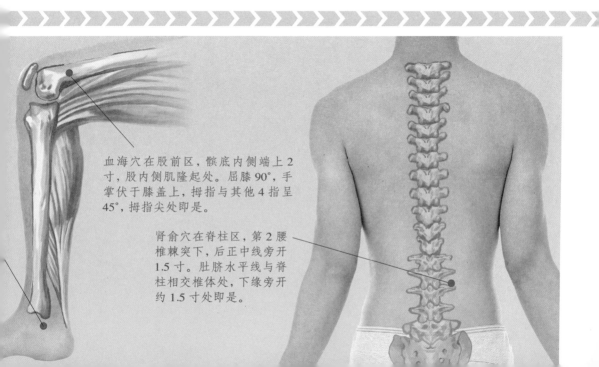

血海穴在股前区，髌底内侧端上 2 寸，股内侧肌隆起处。屈膝 90°，手掌伏于膝盖上，拇指与其他 4 指呈 45°，拇指尖处即是。

肾俞穴在脊柱区，第 2 腰椎棘突下，后正中线旁开 1.5 寸。肚脐水平线与脊柱相交椎体处，下缘旁开约 1.5 寸处即是。

# 口腔溃疡

脾开窍于口，口腔黏膜色泽、味觉、活动功能都和脾有关。平时多忧思恼怒，嗜好烟、酒、咖啡，过食肥甘厚腻，都会导致脾胃积热，上冲到口腔，会引发口腔溃疡；有的人脾气不足，脾的运化能力下降，营养物质无法上升，口腔失去滋养，也会滋生溃疡。

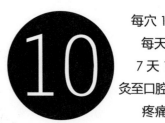

**10**

每穴 10 分钟
每天 1 次
7 天 1 疗程
灸至口腔溃疡减轻
疼痛减轻

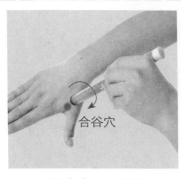

合谷穴

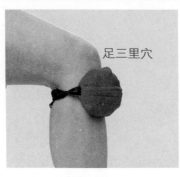

足三里穴

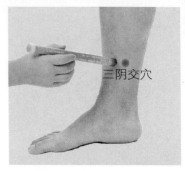

三阴交穴

**1 回旋灸合谷穴镇静止痛**
用艾条回旋灸合谷穴 10 分钟，也可用悬提灸。

**2 艾盒灸足三里穴通经活络**
艾盒灸足三里穴 10 分钟，也可用悬提灸。

**3 悬提灸三阴交穴滋阴健脾**
用艾条悬提灸三阴交穴 10 分钟，也可艾盒灸。

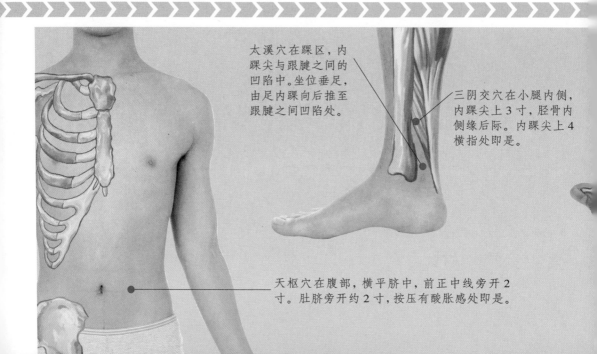

太溪穴在踝区，内踝尖与跟腱之间的凹陷中。坐位垂足，由足内踝向后推至跟腱之间凹陷处。

三阴交穴在小腿内侧，内踝尖上 3 寸，胫骨内侧缘后际。内踝尖上 4 横指处即是。

天枢穴在腹部，横平脐中，前正中线旁开 2 寸。肚脐旁开约 2 寸，按压有酸胀感处即是。

**艾灸时出现的情况**

- 口干舌燥
- 溃疡减少
- 低烧

可以选择在艾灸结束后半小时再喝水。

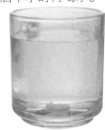

**出现这些情况的解决办法**

艾灸能够平衡阴阳，补虚祛火。初次艾灸，输入人体内的阳气还较少，阳不胜阴，此时多喝点白开水，能帮助身体尽快达到阴阳平衡。可能出现低烧现象，是身体与病邪斗争的表现。

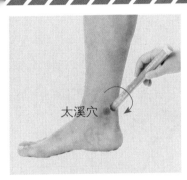

**4 回旋灸太溪穴滋阴补肾**

用艾条回旋灸太溪穴 10 分钟，也可用悬提灸。

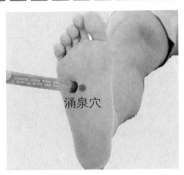

**5 悬提灸涌泉穴泻热宁神**

用艾条悬提灸涌泉穴 10 分钟，也可用艾盒灸。

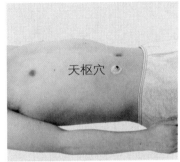

**6 隔姜灸天枢穴理气化滞**

隔姜灸天枢穴 5~10 壮，也可用悬提灸或艾盒灸。

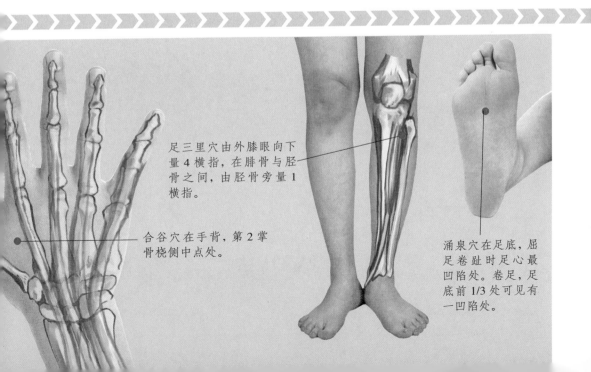

足三里穴由外膝眼向下量 4 横指，在腓骨与胫骨之间，由胫骨旁量 1 横指。

合谷穴在手背，第 2 掌骨桡侧中点处。

涌泉穴在足底，屈足卷趾时足心最凹陷处。卷足，足底前 1/3 处可见有一凹陷处。

# 痔疮

痔疮与饮食不节、起居不时、感受湿热等有关。不良饮食习惯极易生湿积热。当湿热下注到肛门时，会使肛门充血灼痛，引发痔疮。长期便秘者，大肠积热，又过于用力怒争；或久坐久行，使得肛周气血瘀滞，引发痔疮。久泻、久痢、久咳等也能引发痔疮。

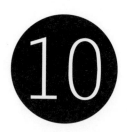

**10**
每穴 10 分钟
每天 1 次
10 天 1 疗程
灸至痔疮减轻
红肿消退

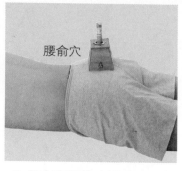

**1 悬提灸孔最穴清热止血**
用艾条悬提灸孔最穴 10 分钟，也可用回旋灸。

**2 艾盒灸腰俞穴清热理下焦**
用艾盒灸腰俞穴 10 分钟，也可用悬提灸或回旋灸。

**3 悬提灸承山穴理气止痛**
用艾条悬提灸承山穴 10 分钟，也可用回旋灸。

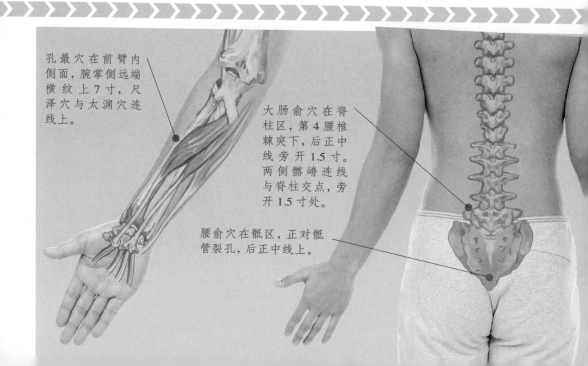

孔最穴在前臂内侧面，腕掌侧远端横纹上 7 寸，尺泽穴与太渊穴连线上。

大肠俞穴在脊柱区，第 4 腰椎棘突下，后正中线旁开 1.5 寸。两侧髂嵴连线与脊柱交点，旁开 1.5 寸处。

腰俞穴在骶区，正对骶管裂孔，后正中线上。

## 艾灸时出现的情况

- 疼痛减轻
- 排便通畅
- 出血量增加

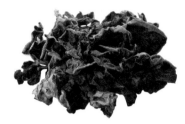

痔疮发作时可以吃些木耳，尤其是有出血症状时。

## 出现这些情况的解决办法

艾灸能疏导肛肠湿热，疏导膀胱经气而消瘀滞。急性期痔疮，水肿严重、黏膜较薄，在艾灸高温刺激下，黏膜破损、痔局部曲张的静脉易破裂出血。要注意艾灸时间和温度，避免烫伤。

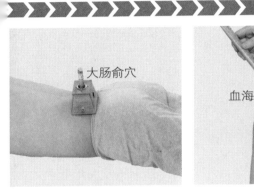

### 4 艾盒灸大肠俞穴护肛疗痔

用艾盒灸大肠俞穴 10 分钟，也可用悬提灸或回旋灸。

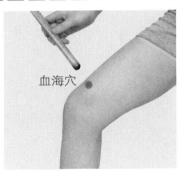

### 5 悬提灸血海穴活血化瘀

用艾条悬提灸血海穴 10 分钟，也可用回旋灸。

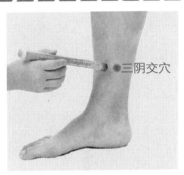

### 6 悬提灸三阴交穴舒经活络

用艾条悬提灸三阴交穴 10 分钟，也可用回旋灸。

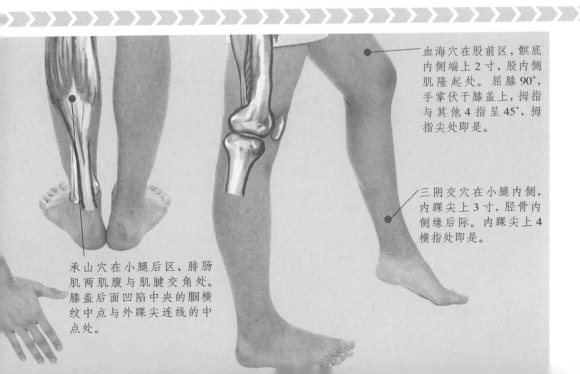

血海穴在股前区，髌底内侧端上 2 寸，股内侧肌隆起处。屈膝 90°，手掌伏于膝盖上，拇指与其他 4 指呈 45°，拇指尖处即是。

三阴交穴在小腿内侧，内踝尖上 3 寸，胫骨内侧缘后际。内踝尖上 4 横指处即是。

承山穴在小腿后区，腓肠肌两肌腹与肌腱交角处。膝盖后面凹陷中央的腘横纹中点与外踝尖连线的中点处。

# 消化不良

引起消化不良的原因有很多，诸如饮食不规律，经常过饱或者过饥，长时间心情抑郁等。中医认为消化不良的发生主要与脾气虚弱、脾阳不振、湿热内停等因素有关，改善消化不良需要从健脾和胃着手。

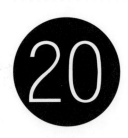

**20**

每穴 20 分钟
每天 1 次
10 天 1 疗程
灸至消化功能恢复正常
食欲增加

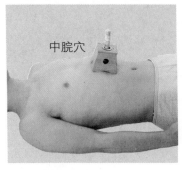

中脘穴

**1** 艾盒灸中脘穴畅达中焦气机

用艾盒灸中脘穴 20 分钟，也可用隔姜灸或悬提灸。

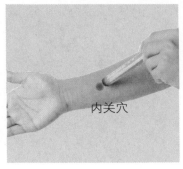

内关穴

**2** 悬提灸内关穴和营通络

用艾条悬提灸内关穴 20 分钟，也可用隔姜灸或回旋灸。

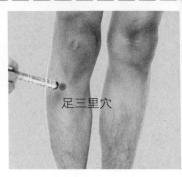

足三里穴

**3** 悬提灸足三里穴健脾和胃、活络

用艾条悬提灸足三里穴 20 分钟，也可用隔姜灸或回旋灸。

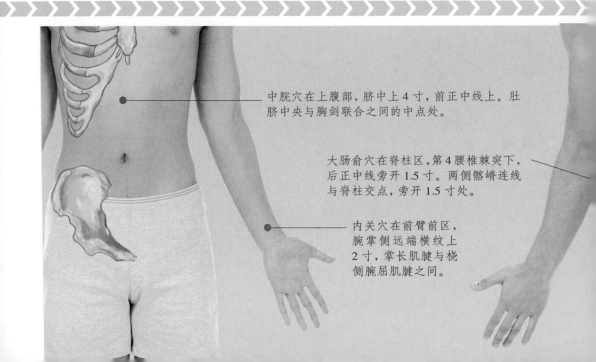

中脘穴在上腹部，脐中上 4 寸，前正中线上。肚脐中央与胸剑联合之间的中点处。

大肠俞穴在脊柱区，第 4 腰椎棘突下，后正中线旁开 1.5 寸。两侧髂嵴连线与脊柱交点，旁开 1.5 寸处。

内关穴在前臂前区，腕掌侧远端横纹上 2 寸，掌长肌腱与桡侧腕屈肌腱之间。

## 艾灸时出现的情况

- 食欲改善
- 腹部出现肠鸣音
- 便秘

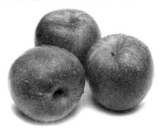

苹果中含水量达85%，富含可溶性膳食纤维，可常吃。

## 出现这些情况的解决办法

艾灸能和胃健脾，宣发胃气，使消化功能增强，食物不会积存。艾灸会消耗津液，长期饮食不规律会造成膳食纤维摄入不足，如不及时补充会便秘，需及时补充水分和新鲜蔬果。

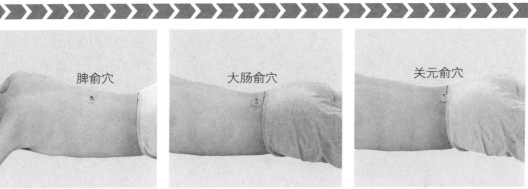

脾俞穴　　　　大肠俞穴　　　　关元俞穴

### 4 隔姜灸脾俞穴温补脾气

隔姜灸脾俞穴5~10壮，也可用艾盒灸或悬提灸。

### 5 隔姜灸大肠俞穴加强胃肠蠕动

隔姜灸大肠俞穴5~10壮，也可用艾盒灸或悬提灸。

### 6 隔姜灸关元俞穴理下焦、化积滞

隔姜灸关元俞穴5~10壮，也可用艾盒灸或悬提灸。

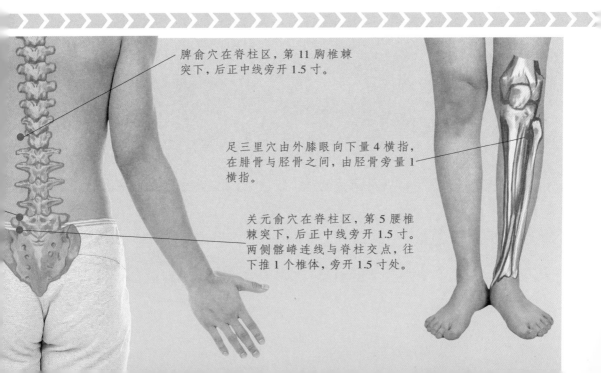

脾俞穴在脊柱区，第11胸椎棘突下，后正中线旁开1.5寸。

足三里穴由外膝眼向下量4横指，在腓骨与胫骨之间，由胫骨旁量1横指。

关元俞穴在脊柱区，第5腰椎棘突下，后正中线旁开1.5寸。两侧髂嵴连线与脊柱交点，往下推1个椎体，旁开1.5寸处。

# 脂肪肝

长期进食高脂、高糖食物，缺乏运动，使肝内脂肪输入过多，导致此病发生。中医认为脂肪肝主要与肝、肾、脾三脏功能失调有关。肝主疏泄功能失常；肾精不足，肝木失养；脾胃受损，脾气不运，这些原因导致痰饮、水湿内生，瘀血停留，形成脂肪肝。

**15**

每穴 15 分钟
每天 1 次
7 天 1 疗程
灸至症状缓解

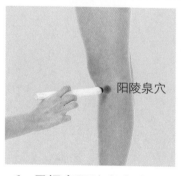

阳陵泉穴

**1 悬提灸阳陵泉穴疏肝利胆、泻胆热**

用艾条悬提灸阳陵泉穴 15 分钟，也可用隔姜灸或回旋灸。

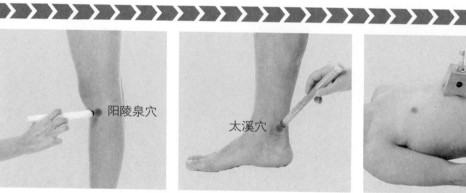

太溪穴

**2 悬提灸太溪穴补肾填精**

用艾条悬提灸太溪穴 15 分钟，也可用隔姜灸或回旋灸。

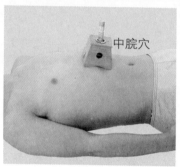

中脘穴

**3 艾盒灸中脘穴健脾益气**

用艾盒灸中脘穴 15 分钟，也可用隔姜灸或悬提灸。

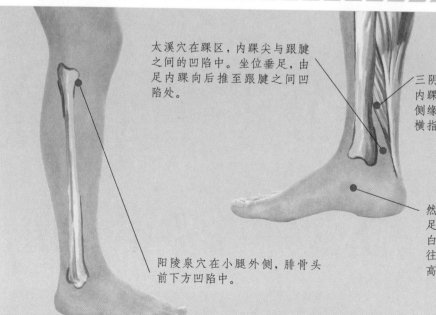

太溪穴在踝区，内踝尖与跟腱之间的凹陷中。坐位垂足，由足内踝向后推至跟腱之间凹陷处。

三阴交穴在小腿内侧，内踝尖上 3 寸，胫骨内侧缘后际。内踝尖上 4 横指处即是。

然谷穴在足内侧缘，足舟骨粗隆下方，赤白肉际处。内踝骨往前斜下 2 厘米处高骨下缘。

阳陵泉穴在小腿外侧，腓骨头前下方凹陷中。

## 艾灸时出现的情况

- 四肢感觉异常
- 口角炎情况减轻
- 食欲不振

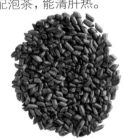

决明子与绿茶或菊花搭配泡茶，能清肝热。

## 出现这些情况的解决办法

中、重度脂肪肝患者体形多数较胖，可能有类似慢性肝炎的表现，如食欲不振、疲倦乏力、恶心、呕吐、肝区或右上腹隐痛等。艾灸能疏肝理气，打通经络，缓解病症。

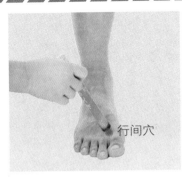

行间穴

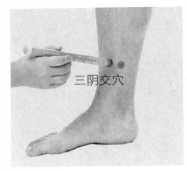

三阴交穴

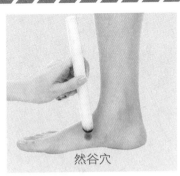

然谷穴

### 4 悬提灸行间穴滋阴养肝

用艾条悬提灸行间穴 15 分钟，也可用回旋灸。

### 5 悬提灸三阴交穴健脾消食和胃

用艾条悬提灸三阴交穴 15 分钟，也可用回旋灸。

### 6 悬提灸然谷穴泻火除热

用艾条悬提灸然谷穴 15 分钟，也可用回旋灸。

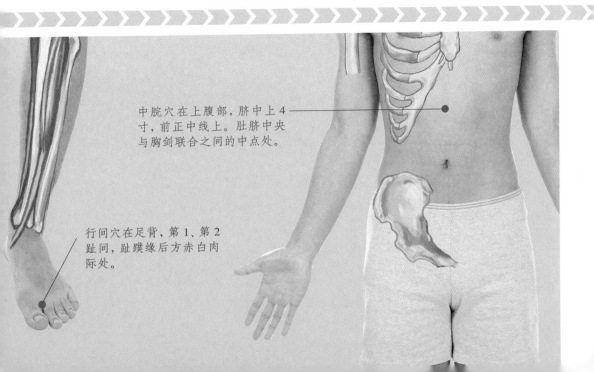

中脘穴在上腹部，脐中上 4寸，前正中线上。肚脐中央与胸剑联合之间的中点处。

行间穴在足背，第 1、第 2趾间，趾蹼缘后方赤白肉际处。

# 慢性支气管炎

体质偏弱、抵抗力低、支气管较易受损而出现急性支气管炎，进而发展成慢性支气管炎。慢性支气管炎的发生主要与外邪侵袭和内脏亏损有关。中医认为慢性支气管炎的发生主要与肺、脾、肾三脏关系密切，多以气虚为主或兼阴虚。

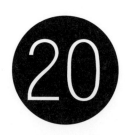

**20**

每穴 20 分钟
每天 1 次
7 天 1 疗程
灸至炎症缓解
呼吸顺畅

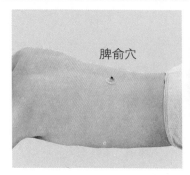

脾俞穴

**1** **隔姜灸脾俞穴健脾气**
隔姜灸脾俞穴 5~10 壮，也可用艾盒灸或悬提灸。

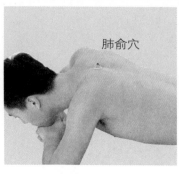

肺俞穴

**2** **隔姜灸肺俞穴调肺气**
隔姜灸肺俞穴 5~10 壮，也可用艾盒灸或悬提灸。

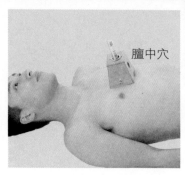

膻中穴

**3** **艾盒灸膻中穴理气化痰**
艾盒灸膻中穴 20 分钟，也可用悬提灸或隔姜灸。

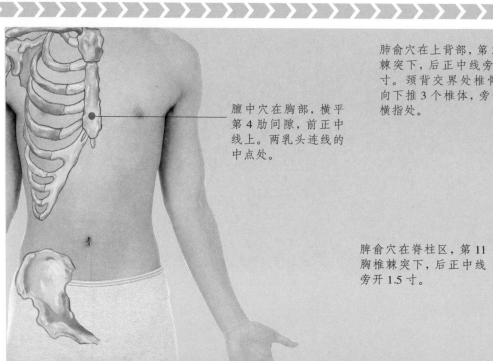

肺俞穴在上背部，第 3 胸椎棘突下，后正中线旁开 1.5寸。颈背交界处椎骨高突向下推 3 个椎体，旁开约 2横指处。

膻中穴在胸部，横平第 4 肋间隙，前正中线上。两乳头连线的中点处。

脾俞穴在脊柱区，第 11胸椎棘突下，后正中线旁开 1.5 寸。

## 艾灸时出现的情况

- 咳嗽加重
- 分泌物增多
- 呼吸逐渐通畅

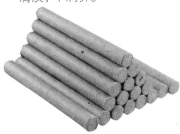

好的艾条气味芳香、清淡，不刺鼻。

## 出现这些情况的解决办法

出现咳嗽加重，分泌物增多可能是身体排痰湿的反应，也可能是由于使用的艾条质量不佳或者姿势不对，产生的烟火刺激到了呼吸道，可以选用质量好的清艾条或无烟艾条进行艾灸。

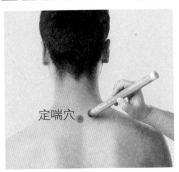

定喘穴

### 4 悬提灸定喘穴理气降逆

用艾条悬提灸定喘穴20分钟，也可用回旋灸或隔姜灸。

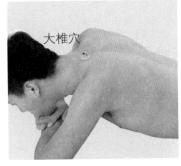

大椎穴

### 5 隔姜灸大椎穴止咳平喘

隔姜灸大椎穴5~10壮，也可用悬提灸。

照海穴

### 6 悬提灸照海穴滋阴

用艾条悬提灸照海穴20分钟，也可用隔姜灸。

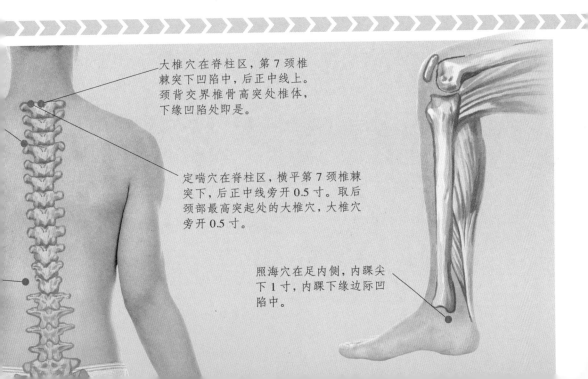

大椎穴在脊柱区，第7颈椎棘突下凹陷中，后正中线上。颈背交界椎骨高突处椎体，下缘凹陷处即是。

定喘穴在脊柱区，横平第7颈椎棘突下，后正中线旁开0.5寸。取后颈部最高突起处的大椎穴，大椎穴旁开0.5寸。

照海穴在足内侧，内踝尖下1寸，内踝下缘边际凹陷中。

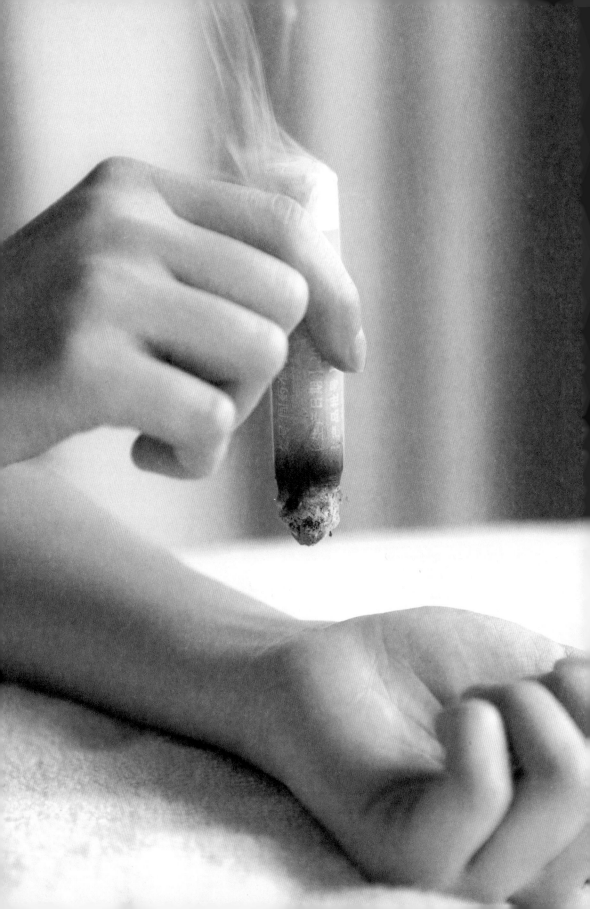

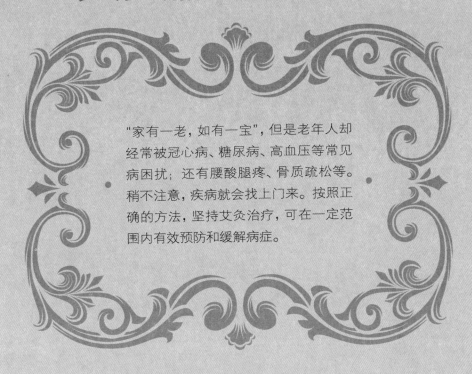

# 第五章

# 老年人多肝肾不足，艾灸补肾养肝血

"家有一老，如有一宝"，但是老年人却经常被冠心病、糖尿病、高血压等常见病困扰；还有腰酸腿疼、骨质疏松等。稍不注意，疾病就会找上门来。按照正确的方法，坚持艾灸治疗，可在一定范围内有效预防和缓解病症。

# 冠心病

饮食不当、情绪不畅等原因皆可诱发冠心病。中医认为冠心病的发生主要与脏腑虚弱，气血运行不畅有关。阴虚则对脏腑的滋养作用下降，心失所养，就会出问题；阳虚则寒凝气滞，痹阻胸阳，血行不畅，心脉瘀阻，由此导致该病。

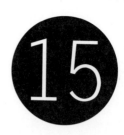

**15**

每穴 15 分钟
每天 1 次
7天 1 疗程
灸至症状缓解
疼痛现象减轻

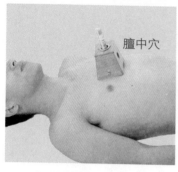

膻中穴

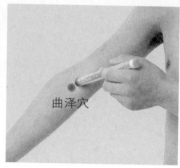

内关穴

曲泽穴

**1** 艾盒灸膻中穴宽胸理气生津

用艾盒灸膻中穴 15 分钟，也可用隔姜灸或悬提灸。

**2** 悬提灸内关穴安神养心

用艾条悬提灸内关穴 15 分钟，也可用隔姜灸。

**3** 悬提灸曲泽穴通络止痛

用艾条悬提灸曲泽穴 15 分钟，也可用回旋灸。

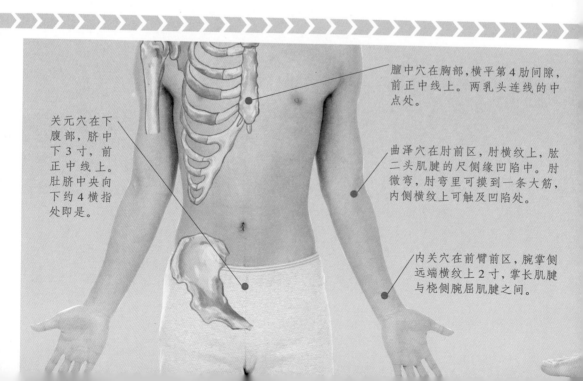

关元穴在下腹部，脐中下 3 寸，前正中线上。肚脐中央向下约 4 横指处即是。

膻中穴在胸部，横平第 4 肋间隙，前正中线上。两乳头连线的中点处。

曲泽穴在肘前区，肘横纹上，肱二头肌腱的尺侧缘凹陷中。肘微弯，肘弯里可摸到一条大筋，内侧横纹上可触及凹陷处。

内关穴在前臂前区，腕掌侧远端横纹上 2 寸，掌长肌腱与桡侧腕屈肌腱之间。

### 艾灸时出现的情况

- 疲倦失眠
- 胸部疼痛减轻
- 血液黏稠度下降

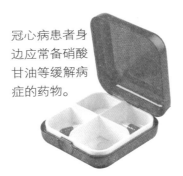

冠心病患者身边应常备硝酸甘油等缓解病症的药物。

### 出现这些情况的解决办法

初次艾灸后，不少人感到疲倦乏力。这是因为被灸者体质较弱，阳气进入体内后，使人体血液流动加速，全身细胞活跃。可持续艾灸，能扶正气、去寒邪，能有效地改善冠心病症状。

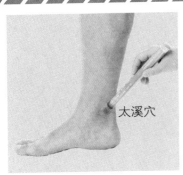

**4 悬提灸太溪穴滋阴养血**

用艾条悬提灸太溪穴 15 分钟，也可用回旋灸。

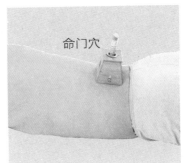

命门穴

**5 艾盒灸命门穴扶正培元**

用艾盒灸命门穴 15 分钟，也可用悬提灸或隔姜灸。

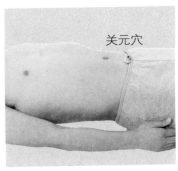

关元穴

**6 隔姜灸关元穴调和气血**

隔姜灸关元穴 10~15 壮，也可用艾盒灸或悬提灸。

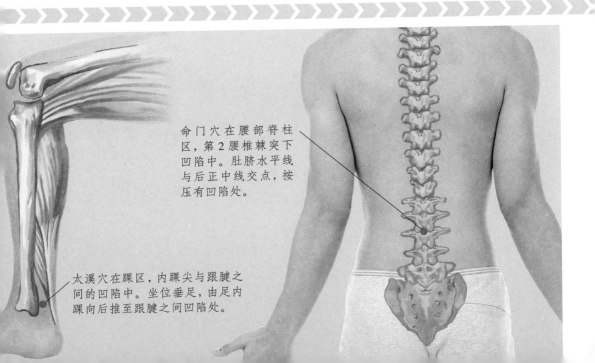

命门穴在腰部脊柱区，第 2 腰椎棘突下凹陷中。肚脐水平线与后正中线交点，按压有凹陷处。

太溪穴在踝区，内踝尖与跟腱之间的凹陷中。坐位垂足，由足内踝向后推至跟腱之间凹陷处。

# 糖尿病

糖尿病是以高血糖为特征的代谢性疾病，主要症状为多饮、多尿、多食、消瘦、疲乏无力、五心烦热、易饥、盗汗、舌质红、舌苔薄白等。中医认为糖尿病的发生与禀赋不足、五脏虚弱、情志失调、过食肥甘、形体肥胖等原因有关，其中阴虚是根本原因。

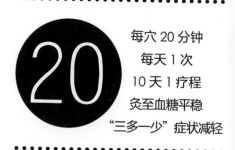

**20**

每穴 20 分钟
每天 1 次
10 天 1 疗程
灸至血糖平稳
"三多一少"症状减轻

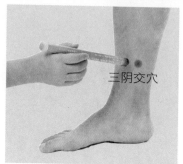

太溪穴

**1 回旋灸太溪穴滋阴养血**
用艾条回旋灸太溪穴 20 分钟，也可用悬提灸或隔姜灸。

三阴交穴

**2 悬提灸三阴交穴健脾益气**
用艾条悬提灸三阴交穴 20 分钟，也可用隔姜灸。

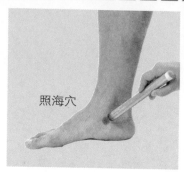

照海穴

**3 悬提灸照海穴滋阴调理下焦**
用艾条悬提灸照海穴 20 分钟，也可用回旋灸或隔姜灸。

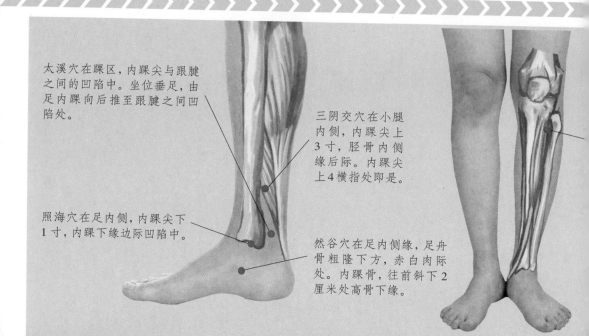

太溪穴在踝区，内踝尖与跟腱之间的凹陷中。坐位垂足，由足内踝向后推至跟腱之间凹陷处。

三阴交穴在小腿内侧，内踝尖上3寸，胫骨内侧缘后际。内踝尖上4横指处即是。

照海穴在足内侧，内踝尖下1寸，内踝下缘边际凹陷中。

然谷穴在足内侧缘，足舟骨粗隆下方，赤白肉际处。内踝骨，往前斜下2厘米处高骨下缘。

## 艾灸时出现的情况

- 皮肤出现水疱
- 血糖指数有波动
- "三多一少"症状减轻

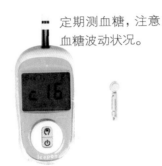

定期测血糖，注意血糖波动状况。

## 出现这些情况的解决办法

糖尿病往往并发神经病变，对温度感觉较迟钝，易造成灼伤。艾灸时要注意皮肤表面变化，皮肤微微发红、发烫即可。艾灸对早、中期患者效果较好，病程长而病重者应配合药物治疗。

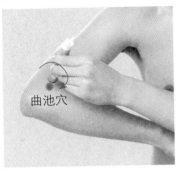

曲池穴

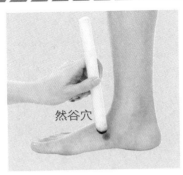

然谷穴

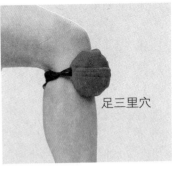

足三里穴

### 4 回旋灸曲池穴祛除风湿、调理气血

用艾条回旋灸曲池穴 20 分钟，也可用悬提灸或隔姜灸。

### 5 悬提灸然谷穴清利湿热

用艾条悬提灸然谷穴 20 分钟，也可用回旋灸。

### 6 艾盒灸足三里穴补益气血、通经活络

用艾盒灸足三里穴 20 分钟，也可用悬提灸。

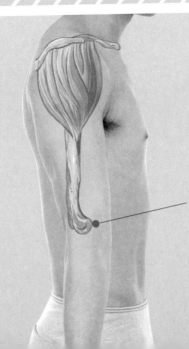

足三里穴由外膝眼向下量 4 横指，在腓骨与胫骨之间，由胫骨旁量 1 横指。

曲池穴在肘区，尺泽穴与肱骨外上髁连线的中点处。极度曲肘，肘横纹尽端即是。

# 高血压

仔细观察高血压患者,你会发现他们多数很容易兴奋,说话声音洪亮,遇到什么事爱激动。这是阴虚阳亢的表现,是肾阴和肝阴不足造成的。所以,高血压治疗不能一味地泻肝阳,而应滋阴潜阳。高血压患者一定要遵循医生的指导进行正规的治疗。

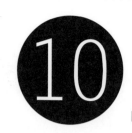

**10**

每穴 10 分钟
每天 1 次
15 天 1 疗程
灸至血压稳定
眩晕等现象消失

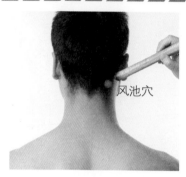

风池穴

**1 悬提灸风池穴疏风定眩**
用艾条悬提灸风池穴10分钟,也可用回旋灸或隔姜灸。

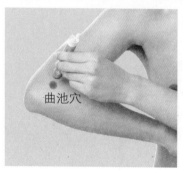

曲池穴

**2 悬提灸曲池穴祛风除湿**
用艾条悬提灸曲池穴10分钟,也可用回旋灸或隔姜灸。

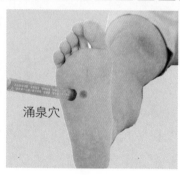

涌泉穴

**3 悬提灸涌泉穴平肝潜阳**
用艾条悬提灸涌泉穴10分钟,也可用回旋灸。

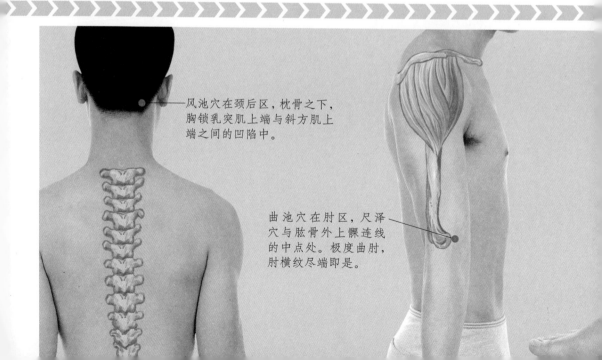

风池穴在颈后区,枕骨之下,胸锁乳突肌上端与斜方肌上端之间的凹陷中。

曲池穴在肘区,尺泽穴与肱骨外上髁连线的中点处。极度曲肘,肘横纹尽端即是。

## 艾灸时出现的情况

- 血压降低
- 眩晕消失
- 口干舌燥

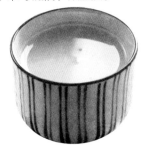

小米可滋阴，补虚损。

## 出现这些情况的解决办法

口干是艾灸的正常反应，表明阴阳正在调整，阳不胜阴，这时要多喝白开水或小米汤。对于高血压患者还应及时补充足够的水果和蔬菜。艾灸能够调补肝肾，从内部调节改善高血压。

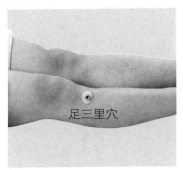

足三里穴

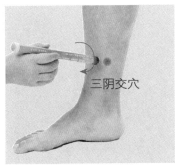

三阴交穴

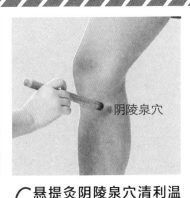

阴陵泉穴

### 4 隔姜灸足三里穴健脾补气

隔姜灸足三里穴 5~10 壮，亦可用悬提灸。

### 5 回旋灸三阴交穴调和阴阳

用艾条回旋灸三阴交穴 10 分钟，亦可用悬提灸。

### 6 悬提灸阴陵泉穴清利温热、益肾调经

用艾条悬提灸阴陵泉穴 10 分钟，亦可用回旋灸。

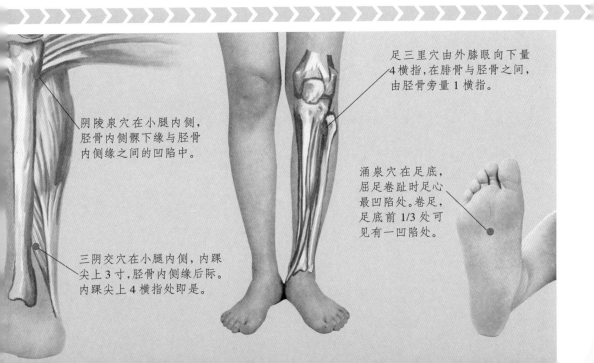

阴陵泉穴在小腿内侧，胫骨内侧髁下缘与胫骨内侧缘之间的凹陷中。

三阴交穴在小腿内侧，内踝尖上 3 寸，胫骨内侧缘后际。内踝尖上 4 横指处即是。

足三里穴由外膝眼向下量 4 横指，在腓骨与胫骨之间，由胫骨旁量 1 横指。

涌泉穴在足底，屈足卷趾时足心最凹陷处。卷足，足底前 1/3 处可见有一凹陷处。

# 高脂血症

高脂血症患者体形肥胖，面部油脂多，老是痰多、口黏，头部总是不清爽，说明该患者是痰湿体质，要祛湿化痰。如果高脂血症伴有脸色发白、全身乏力、自觉心跳等特征，该患者是气虚，要从补气入手。有痰湿的高脂血症患者适合用以下的方法调理。

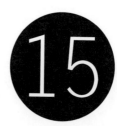

**15**

每穴 15 分钟
每天 1 次
20 天 1 疗程
灸至身体感觉清爽
精神充足

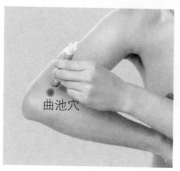

丰隆穴

曲池穴

脾俞穴

**1 悬提灸丰隆穴化痰降脂**
用艾条悬提灸丰隆穴 15 分钟，也可用回旋灸。

**2 悬提灸曲池穴清利湿热**
用艾条悬提灸曲池穴 15 分钟，也可用回旋灸。

**3 隔姜灸脾俞穴温脾益气**
隔姜灸脾俞穴 10~15 壮，也可用悬提灸或艾盒灸。

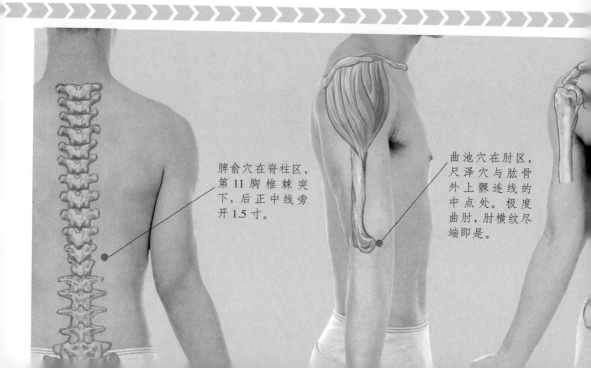

脾俞穴在脊柱区，第 11 胸椎棘突下，后正中线旁开 1.5 寸。

曲池穴在肘区，尺泽穴与肱骨外上髁连线的中点处。极度曲肘，肘横纹尽端即是。

**艾灸时出现的情况**

- 大便干燥，排便不畅
- 血液黏稠度下降
- 体重有所下降

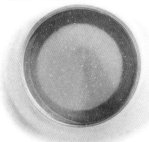

常食蜂蜜能改善肠燥便秘。

**出现这些情况的解决办法**

大便干燥可能是艾灸时未及时补充水分，水液被吸收，而致便干难解。可适量补充新鲜果蔬。

痰浊是形成高脂血症的主要病因。艾灸能活血化痰，排除痰浊，改善血液黏稠。

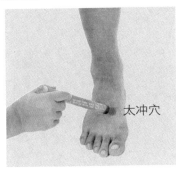

太冲穴

**4 悬提灸太冲穴清肝降火**

用艾条悬提灸太冲穴 15 分钟，也可用回旋灸。

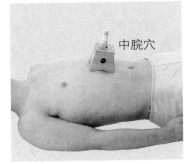

中脘穴

**5 艾盒灸中脘穴健脾和胃**

用艾盒灸中脘穴 15 分钟，也可用悬提灸或隔姜灸。

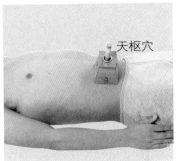

天枢穴

**6 艾盒灸天枢穴调中和胃**

用艾盒灸天枢穴 15 分钟，也可用悬提灸或隔姜灸。

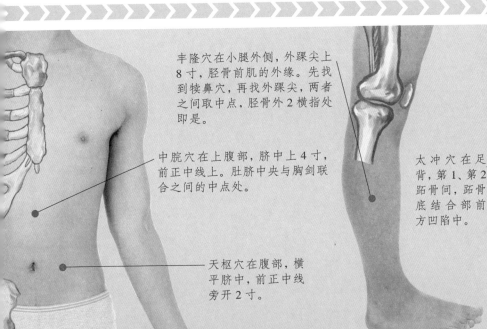

丰隆穴在小腿外侧，外踝尖上 8 寸，胫骨前肌的外缘。先找到犊鼻穴，再找外踝尖，两者之间取中点，胫骨外 2 横指处即是。

中脘穴在上腹部，脐中上 4 寸，前正中线上。肚脐中央与胸剑联合之间的中点处。

太冲穴在足背，第 1、第 2 跖骨间，跖骨底结合部前方凹陷中。

天枢穴在腹部，横平脐中，前正中线旁开 2 寸。

# 卒中后遗症

卒中后遗症主要与脑血管病变有关，诸如脑溢血、脑血栓等。中医认为卒中后遗症与气血亏虚、气滞血瘀有关。气血亏虚、气滞血瘀导致筋脉失养所致，主要与肝肾阴虚有关，治疗应从滋阴补肾、补血疏肝、活血化瘀着手。

**20**

每穴 20 分钟
每天 1 次
15 天 1 疗程
灸至身体感觉功
能恢复
身体活动能力恢复

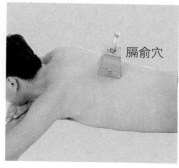

血海穴

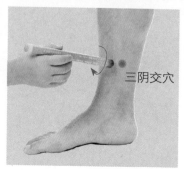

膈俞穴

三阴交穴

**1 回旋灸血海穴补血活血**

用艾条回旋灸血海穴 20 分钟，也可用悬提灸或隔姜灸。

**2 艾盒灸膈俞穴活血化瘀**

用艾盒灸膈俞穴 20 分钟，也可用悬提灸或隔姜灸。

**3 回旋灸三阴交穴滋补肝肾**

用艾条回旋灸三阴交穴 20 分钟，也可用悬提灸或隔姜灸。

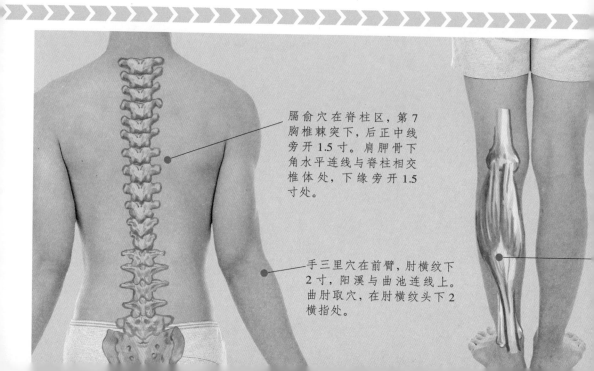

膈俞穴在脊柱区，第 7 胸椎棘突下，后正中线旁开 1.5 寸。肩胛骨下角水平连线与脊柱相交椎体处，下缘旁开 1.5 寸处。

手三里穴在前臂，肘横纹下 2 寸，阳溪与曲池连线上。曲肘取穴，在肘横纹头下 2 横指处。

## 艾灸时出现的情况

- 流眼泪
- 肢端感觉逐渐恢复
- 感知透热、扩热明显

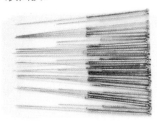

艾灸配合针灸效果更佳，但必须由执业医师进行针灸。

### 出现这些情况的解决办法

流眼泪可能是由于艾条质量不合格，烟气过大，或是艾灸的方式不正确。可以换用无烟的艾条或使用艾灸罐。研究发现卒中患者腧穴对艾热敏感性较高，肢端感觉恢复是好转的表现。

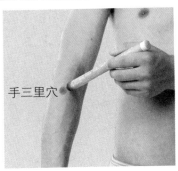

手三里穴

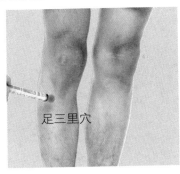

足三里穴

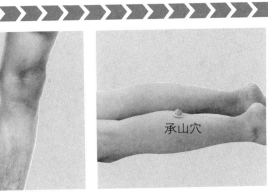

承山穴

### 4 悬提灸手三里穴调理上肢麻木

用艾条悬提灸手三里穴 20 分钟，也可用回旋灸。

### 5 悬提灸足三里穴调理下肢麻木

用艾条悬提灸足三里穴 20 分钟，也可用回旋灸。

### 6 隔姜灸承山穴促进气血循环、舒筋活络

隔姜灸承山穴 10~15 壮，也可用悬提灸。

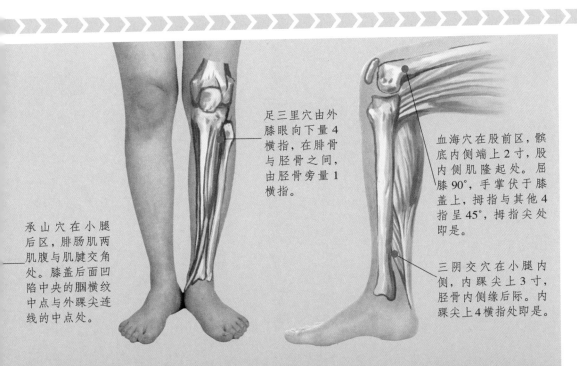

足三里穴由外膝眼向下量 4 横指，在腓骨与胫骨之间，由胫骨旁量 1 横指。

承山穴在小腿后区，腓肠肌两肌腹与肌腱交角处。膝盖后面凹陷中央的腘横纹中点与外踝尖连线的中点处。

血海穴在股前区，髌底内侧端上 2 寸，股内侧肌隆起处。屈膝 90°，手掌伏于膝盖上，拇指与其他 4 指呈 45°，拇指尖处即是。

三阴交穴在小腿内侧，内踝尖上 3 寸，胫骨内侧缘后际。内踝尖上 4 横指处即是。

# 心绞痛

心绞痛多见于 40 岁以上，由于情绪激动、受寒、劳累等引起，主要表现为阵发性前胸压榨性疼痛，常伴胸闷，甚者心痛彻背。心绞痛主要与心脏供血不足有关。平时情绪不舒，导致气血循环不畅，心失所养；或心阳不足，寒邪内侵，导致气血循环受扰。

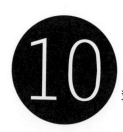

**10**

每穴 10 分钟
每天 1 次
7 天 1 疗程
灸至发作症状减轻
发作次数减少

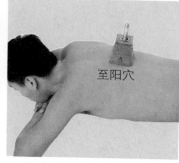

内关穴

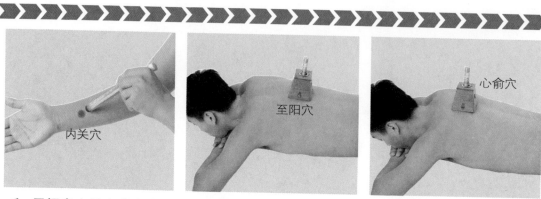

至阳穴

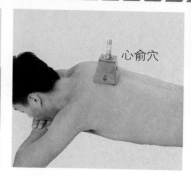

心俞穴

**1** 悬提灸内关穴宽胸理气止痛

用艾条悬提灸内关穴 10 分钟，也可用隔姜灸或回旋灸。

**2** 艾盒灸至阳穴补益心阳

用艾盒灸至阳穴 10 分钟，也可用悬提灸。

**3** 艾盒灸心俞穴通络安心除烦

用艾盒灸心俞穴 10 分钟，也可用悬提灸。

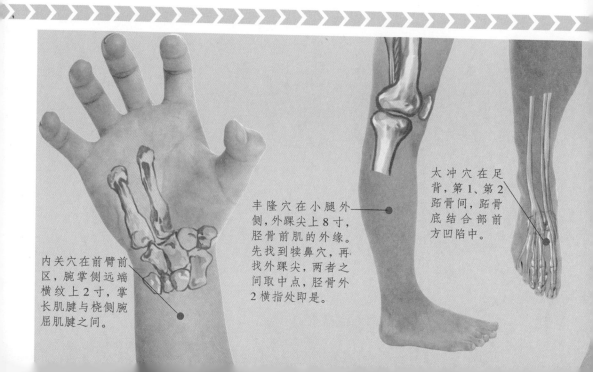

内关穴在前臂前区，腕掌侧远端横纹上 2 寸，掌长肌腱与桡侧腕屈肌腱之间。

丰隆穴在小腿外侧，外踝尖上 8 寸，胫骨前肌的外缘。先找到犊鼻穴，再找外踝尖，两者之间取中点，胫骨外 2 横指处即是。

太冲穴在足背，第 1、第 2 跖骨间，跖骨底结合部前方凹陷中。

### 艾灸时出现的情况

- 胸闷疼痛的情况减弱
- 发作次数减少
- 急性发作

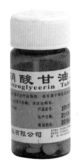

服用总量达到 3 片，并且时间超过 15 分钟未缓解，请及时去医院就诊。

### 出现这些情况的解决办法

发作时立刻休息，一般患者在停止活动后症状即可消除。艾灸能调整阴阳、脏腑、理气活血，适合缓解心绞痛。心绞痛急性发作时要立即平躺，含服硝酸甘油，并及时送医院。

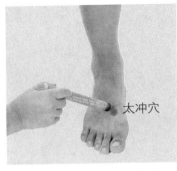

太冲穴

**4 悬提灸太冲穴顺畅气机**

用艾条悬提灸太冲穴 10 分钟，也可用回旋灸。

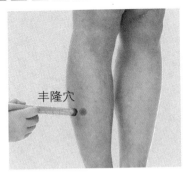

丰隆穴

**5 悬提灸丰隆穴除痰浊**

用艾条悬提灸丰隆穴 10 分钟，也可用艾盒灸或回旋灸。

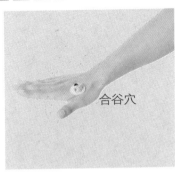

合谷穴

**6 隔姜灸合谷穴化瘀止痛**

隔姜灸合谷穴 5~10 壮，也可悬提灸或回旋灸。

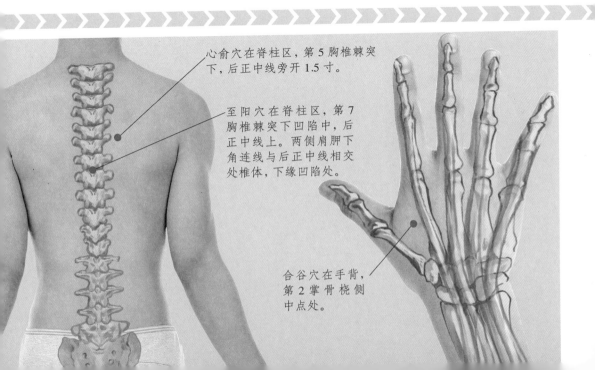

心俞穴在脊柱区，第 5 胸椎棘突下，后正中线旁开 1.5 寸。

至阳穴在脊柱区，第 7 胸椎棘突下凹陷中，后正中线上。两侧肩胛下角连线与后正中线相交处椎体，下缘凹陷处。

合谷穴在手背，第 2 掌骨桡侧中点处。

# 胃下垂

轻度胃下垂一般无症状,下垂明显会有腹胀、腹痛、恶心、呕吐、失眠、头痛、头昏、抑郁等症,还有低血压、心悸等表现。食用辛辣食物、饮酒、冷热刺激、精神紧张、情绪激动、内分泌功能障碍等会加重病情。中医认为胃下垂与脾胃虚弱、中气不足有关。

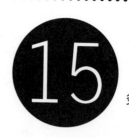

**15**

每穴 15 分钟
每天 1 次
7 天 1 疗程
灸至胃部不适症
状缓解

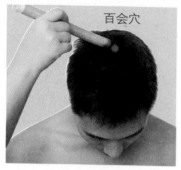

百会穴

**1 悬提灸百会穴培补元气**
用艾条悬提灸百会穴 15 分钟,也可用隔姜灸。

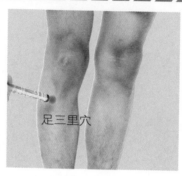

足三里穴

**2 悬提灸足三里穴升阳益脾**
用艾条悬提灸足三里穴 15 分钟,也可用隔姜灸。

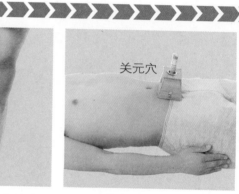

关元穴

**3 艾盒灸关元穴补中益气**
用艾盒灸关元穴 15 分钟,也可用悬提灸或隔姜灸。

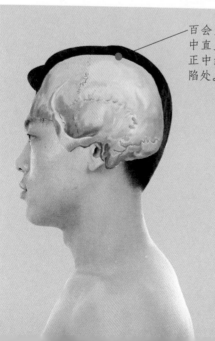

百会穴在头部,前发际正中直上 5 寸。两耳尖与头正中线相交处,按压有凹陷处。

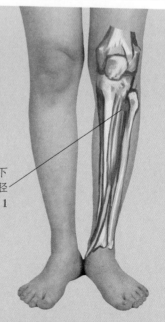

足三里穴由外膝眼向下量 4 横指,在腓骨与胫骨之间,由胫骨旁量 1 横指。

**艾灸时出现的情况**

- 失眠乏力
- 胃功能恢复正常
- 食欲改善

气血虚弱的人艾灸易疲劳，注意多休息。

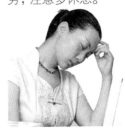

**出现这些情况的解决办法**

初次艾灸后，不少人感觉疲倦乏力，因为被灸者体质较差，阳气进入体内，使人体血液流动加速，全身细胞活跃。艾灸能够补脾健胃，益气升陷。能改善胃下垂，食欲会慢慢恢复。

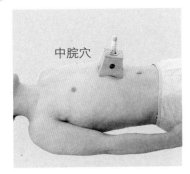

中脘穴

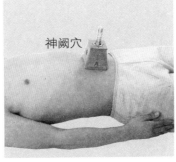

神阙穴

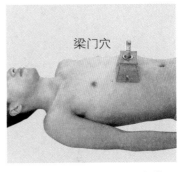

梁门穴

**4 艾盒灸中脘穴健脾和胃**

用艾盒灸中脘穴 15 分钟，也可用悬提灸或隔姜灸。

**5 艾盒灸神阙穴温阳救逆**

用艾盒灸神阙穴 15 分钟，也可用悬提灸或隔姜灸。

**6 艾盒灸梁门穴和胃消滞**

用艾盒灸梁门穴 15 分钟，也可用悬提灸或隔姜灸。

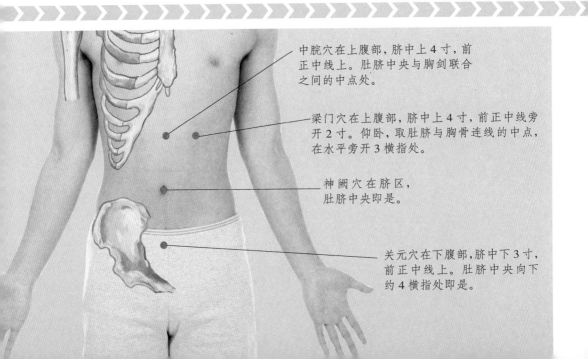

中脘穴在上腹部，脐中上 4 寸，前正中线上。肚脐中央与胸剑联合之间的中点处。

梁门穴在上腹部，脐中上 4 寸，前正中线旁开 2 寸。仰卧，取肚脐与胸骨连线的中点，在水平旁开 3 横指处。

神阙穴在脐区，肚脐中央即是。

关元穴在下腹部，脐中下 3 寸，前正中线上。肚脐中央向下约 4 横指处即是。

# 慢性肾炎

慢性肾炎与细菌、病毒感染，重金属、放射线、有害气体刺激以及服用药物，导致肾功能受损有关。中医认为其主要由于脾胃、肾脏虚弱。肾气不足，肾精不能很好地封藏；脾气虚弱，消化和升清功能减弱，精微物质不能顺利输布，下注流入膀胱导致慢性肾炎。

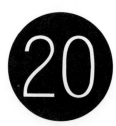

每穴 20 分钟
每天 1 次
10 天 1 疗程
灸至水肿情况减弱
炎症症状消失

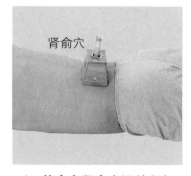

肾俞穴

**1** **艾盒灸肾俞穴温补肾气**
用艾盒灸肾俞穴 20 分钟，也可用悬提灸或隔姜灸。

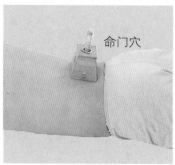

命门穴

**2** **艾盒灸命门穴加强肾气固摄功能**
用艾盒灸命门穴 20 分钟，也可用悬提灸或隔姜灸。

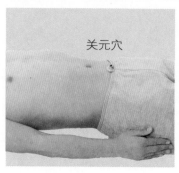

关元穴

**3** **隔姜灸关元穴补中益气**
隔姜灸关元穴 10~15 壮，也可用艾盒灸或悬提灸。

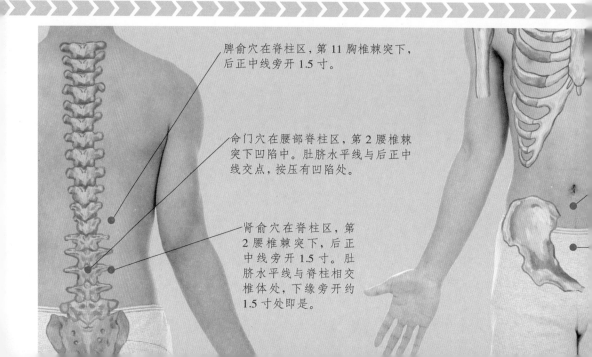

脾俞穴在脊柱区，第 11 胸椎棘突下，后正中线旁开 1.5 寸。

命门穴在腰部脊柱区，第 2 腰椎棘突下凹陷中。肚脐水平线与后正中线交点，按压有凹陷处。

肾俞穴在脊柱区，第 2 腰椎棘突下，后正中线旁开 1.5 寸。肚脐水平线与脊柱相交椎体处，下缘旁开约 1.5 寸处即是。

**艾灸时出现的情况**

- 水肿消失
- 血压升高
- 水肿加重

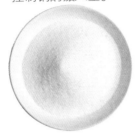

慢性肾炎患者要严格控制钠的摄入量。

**出现这些情况的解决办法**

水肿、血压升高可能是饮食中盐分摄入过多，造成渗透压升高，多余水分无法及时排出。明显水肿，血压较高时应卧床休息，忌盐，无水肿者可少盐饮食，体力许可时做些户外活动。

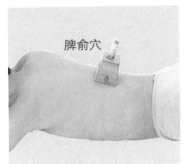

脾俞穴

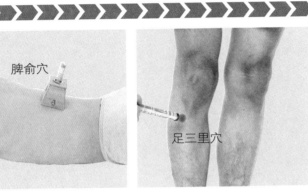

足三里穴

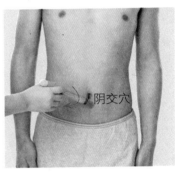

阴交穴

**4** 艾盒灸脾俞穴健脾和胃、利湿升清

用艾盒灸脾俞穴 20 分钟，也可用悬提灸或隔姜灸。

**5** 悬提灸足三里穴健脾益气

用艾条悬提灸足三里穴 20 分钟，也可用艾盒灸或回旋灸。

**6** 回旋灸阴交穴滋补肝肾

用艾条回旋灸阴交穴 20 分钟，也可用艾盒灸或悬提灸。

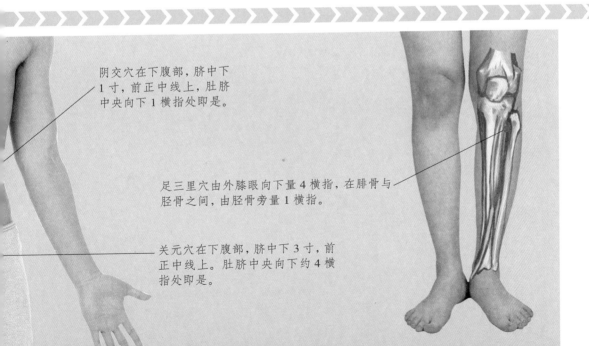

阴交穴在下腹部，脐中下 1 寸，前正中线上，肚脐中央向下 1 横指处即是。

足三里穴由外膝眼向下量 4 横指，在腓骨与胫骨之间，由胫骨旁量 1 横指。

关元穴在下腹部，脐中下 3 寸，前正中线上。肚脐中央向下约 4 横指处即是。

# 贫血

贫血患者会出现头昏、耳鸣、头痛、多梦、记忆力减退、注意力不集中、失眠、面色苍白、心悸气短等症。肾藏精，主骨生髓，为先天之本；脾统血，为气血化生之源。若是肾虚，则精不生血，必将导致血虚；若是脾弱，则气血化生不足，由此导致贫血发生。

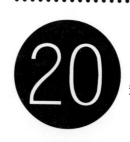

**20**

每穴 20 分钟
每天 1 次
10 天 1 疗程
灸至各种不适症
状减弱
精神恢复

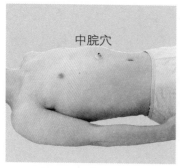

中脘穴

## 1 隔姜灸中脘穴促进气血化生

隔姜灸中脘穴 10~20 壮，也可用悬提灸或艾盒灸。

足三里穴

## 2 悬提灸足三里穴健脾助运

用艾条悬提灸足三里穴 20 分钟，也可用回旋灸或艾盒灸。

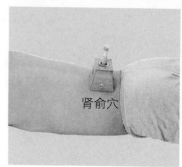

肾俞穴

## 3 艾盒灸肾俞穴补肾填精

用艾盒灸肾俞穴 20 分钟，也可用悬提灸或隔姜灸。

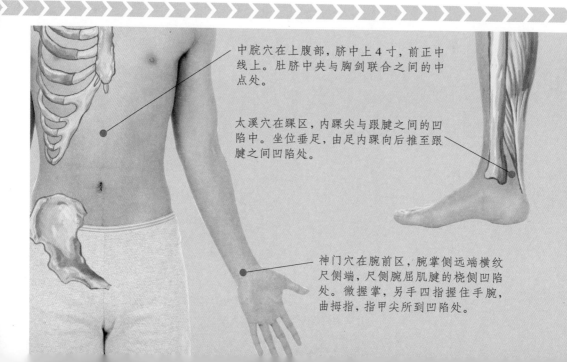

中脘穴在上腹部，脐中上 4 寸，前正中线上。肚脐中央与胸剑联合之间的中点处。

太溪穴在踝区，内踝尖与跟腱之间的凹陷中。坐位垂足，由足内踝向后推至跟腱之间凹陷处。

神门穴在腕前区，腕掌侧远端横纹尺侧端，尺侧腕屈肌腱的桡侧凹陷处。微握掌，另手四指握住手腕，曲拇指，指甲尖所到凹陷处。

**艾灸时出现的情况**

- 乏力
- 失眠
- 贫血症状消失

孕妇、高血压、糖尿病患者服用阿胶前要咨询医生。

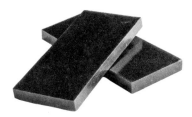

**出现这些情况的解决办法**

乏力失眠是因为被灸者体质较差，阳气进入体内后，使人体血液流动加速，全身细胞活跃。艾灸能补足阳气，气为血之母，气足了，血液的生化功能才强，贫血的症状就可以得到改善。

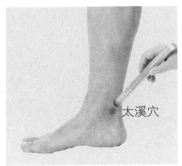

太溪穴

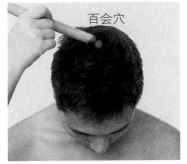

百会穴

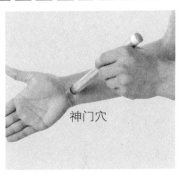

神门穴

**4 悬提灸太溪穴滋阴补肾**

用艾条悬提灸太溪穴20分钟，也可用回旋灸或艾盒灸。

**5 悬提灸百会穴宽胸理气**

用艾条悬提灸百会穴20分钟，也可用隔姜灸。

**6 悬提灸神门穴安神定志**

用艾条悬提灸神门穴20分钟，也可用回旋灸。

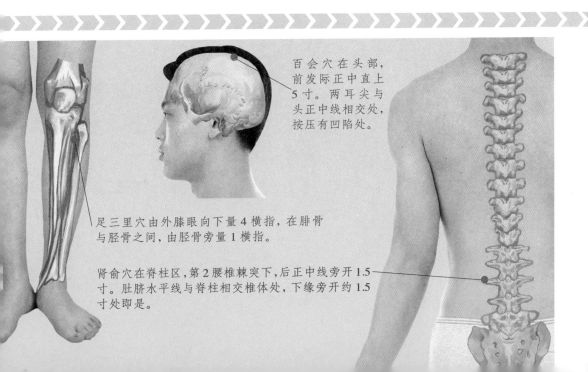

百会穴在头部，前发际正中直上5寸。两耳尖与头正中线相交处，按压有凹陷处。

足三里穴由外膝眼向下量4横指，在腓骨与胫骨之间，由胫骨旁量1横指。

肾俞穴在脊柱区，第2腰椎棘突下，后正中线旁开1.5寸。肚脐水平线与脊柱相交椎体处，下缘旁开约1.5寸处即是。

# 骨质疏松

中医无"骨质疏松症"一词，其症状与骨痿、骨枯、骨痹等类似。中医认为，肾藏精，精生髓，髓生骨，肾精对骨有滋养作用。随着年龄的增长或者其他原因，导致肾精日渐不足，骨密度下降，引发骨质疏松症。另外与肝失疏泄，气血紊乱也有一定关系。

**30**

每穴 30 分钟
每天 1 次
5 天 1 疗程
灸至症状缓解

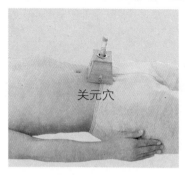

关元穴

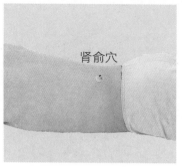

肾俞穴

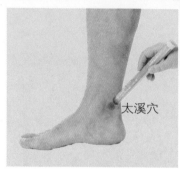

太溪穴

**1 艾盒灸关元穴培补元气**
用艾盒灸关元穴 30 分钟，也可用悬提灸或隔姜灸。

**2 隔姜灸肾俞穴填精补髓**
隔姜灸肾俞穴 30 分钟，也可用悬提灸或艾盒灸。

**3 悬提灸太溪穴滋阴补肾**
用艾条悬提灸太溪穴 30 分钟，也可用回旋灸。

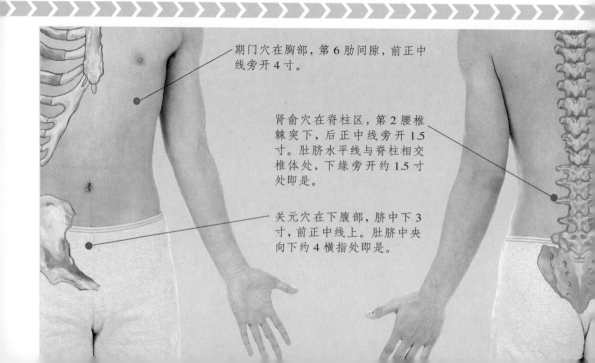

期门穴在胸部，第 6 肋间隙，前正中线旁开 4 寸。

肾俞穴在脊柱区，第 2 腰椎棘突下，后正中线旁开 1.5 寸。肚脐水平线与脊柱相交椎体处，下缘旁开约 1.5 寸处即是。

关元穴在下腹部，脐中下 3 寸，前正中线上。肚脐中央向下约 4 横指处即是。

**艾灸时出现的情况**

- 出现灸疱
- 活动能力增强
- 骨密度增加

涂抹甲紫后注意保护皮肤，但不宜包扎破损处。

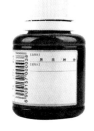

## 出现这些情况的解决办法

艾灸过程中，可能出现水疱样的灸疱，这是灸疗中的正常现象。如果只是小水疱，可以不用理会，只要不擦破，任其自然吸收；如果水疱较大，可用消毒针刺破，再涂上甲紫。

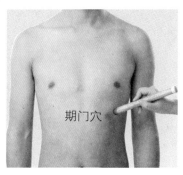

期门穴

**4 悬提灸期门穴疏肝气**

用艾条悬提灸期门穴 30 分钟，也可用艾盒灸。

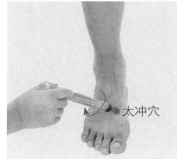

太冲穴

**5 回旋灸太冲穴循环气血**

用艾条回旋灸太冲穴 30 分钟，也可用悬提灸或隔姜灸。

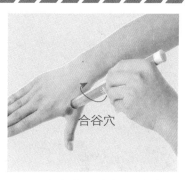

合谷穴

**6 回旋灸合谷穴舒经止痛**

用艾条回旋灸合谷穴 30 分钟，也可用悬提灸或隔姜灸。

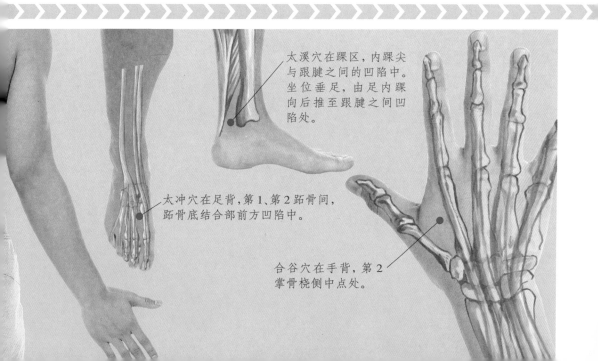

太溪穴在踝区，内踝尖与跟腱之间的凹陷中。坐位垂足，由足内踝向后推至跟腱之间凹陷处。

太冲穴在足背，第1、第2跖骨间，跖骨底结合部前方凹陷中。

合谷穴在手背，第2掌骨桡侧中点处。

# 低血压

低血压是血虚的一种表现，血虚源于气虚。气虚了，心脏的推动功能就弱了，势必会导致血液循环的速度减缓，血压自然就下降了。由于血压偏低，大脑的气血不足，低血压的人往往伴有头晕的症状。

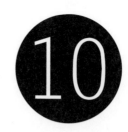

**10**

每穴 10 分钟
每天 1 次
7 天 1 疗程
灸至血压恢复正常水平
头晕现象消失

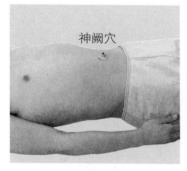

神阙穴

**1 隔姜灸神阙穴补中益气**
隔姜灸神阙穴 10~15 壮，也可用悬提灸和艾盒灸。

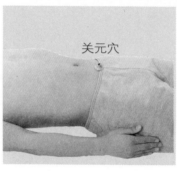

关元穴

**2 隔姜灸关元穴培补元气**
隔姜灸关元穴 10~15 壮，也可用悬提灸和艾盒灸。

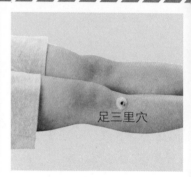

足三里穴

**3 隔姜灸足三里穴健脾养血**
隔姜灸足三里穴 10 分钟，也可用悬提灸或回旋灸。

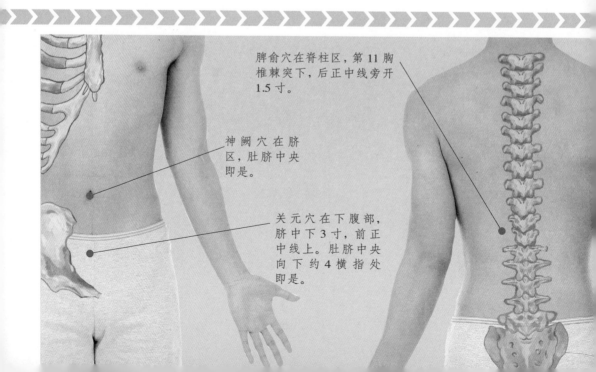

脾俞穴在脊柱区，第 11 胸椎棘突下，后正中线旁开 1.5 寸。

神阙穴在脐区，肚脐中央即是。

关元穴在下腹部，脐中下 3 寸，前正中线上。肚脐中央向下约 4 横指处即是。

### 艾灸时出现的情况

- 头晕现象消失
- 面色红润
- 呼吸不畅

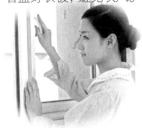

艾灸后开窗通风，要给患者盖好衣被，避免吹风。

### 出现这些情况的解决办法

艾灸能使人阳气足，精血充，供氧充足，神清气爽。呼吸不畅一是由于艾条质量较差，烟气较大，造成呼吸道刺激。二是由于艾灸的环境不通风，较闭塞，需要在避风处开通风口。

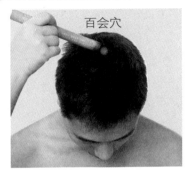

百会穴

**4** **悬提灸百会穴升举清阳**
用艾条悬提灸百会穴10分钟，也可用隔姜灸或回旋灸。

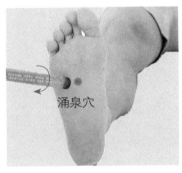

涌泉穴

**5** **回旋灸涌泉穴补肾填精**
用艾条回旋灸涌泉穴10分钟，也可用悬提灸。

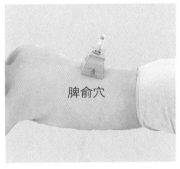

脾俞穴

**6** **艾盒灸脾俞穴健脾和胃**
用艾盒灸脾俞穴10分钟，也可用悬提灸或隔姜灸。

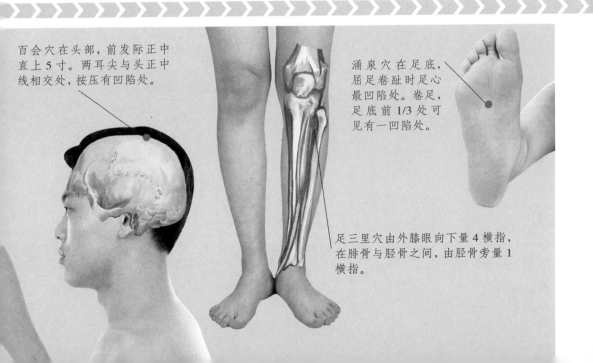

百会穴在头部，前发际正中直上5寸。两耳尖与头正中线相交处，按压有凹陷处。

涌泉穴在足底，屈足卷趾时足心最凹陷处。卷足，足底前1/3处可见有一凹陷处。

足三里穴由外膝眼向下量4横指，在腓骨与胫骨之间，由胫骨旁量1横指。

# 关节疼痛

阳虚者容易患颈椎病、腰痛、膝关节炎等疾病，患病年龄比其他人提前，最初多以酸痛为主。因为关节附近多是肌腱、韧带等血管分布较少的组织，阳虚者血液供给相对不足，对温度、湿度变化更敏感，四肢经常暴露在外，更易散失热量，使关节僵硬疼痛。

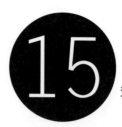

**15**

每穴 15 分钟
每天 1 次
7 天 1 疗程
灸至关节不再冷痛
屈伸动作灵活

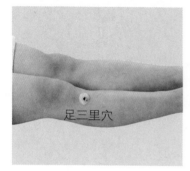

足三里穴

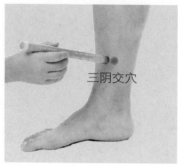

三阴交穴

太溪穴

**1** 隔姜灸足三里穴补气养血
隔姜灸足三里穴 15 分钟，也可用艾盒灸或用艾条悬提灸。

**2** 悬提灸三阴交穴滋补肝肾
用艾条悬提灸三阴交穴 15 分钟，也可用艾盒灸。

**3** 回旋灸太溪穴滋阴补肾
用艾条回旋灸太溪穴 15 分钟，也可用隔姜灸。

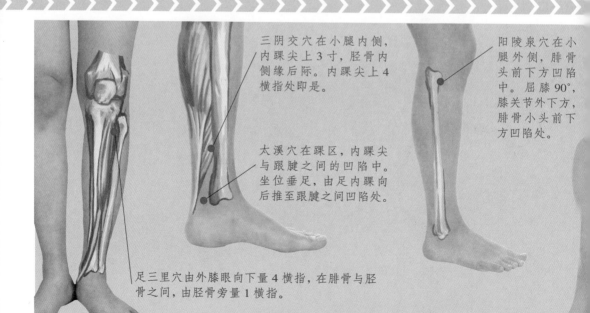

三阴交穴在小腿内侧，内踝尖上 3 寸，胫骨内侧缘后际。内踝尖上 4 横指处即是。

太溪穴在踝区，内踝尖与跟腱之间的凹陷中。坐位垂足，由足内踝向后推至跟腱之间凹陷处。

阳陵泉穴在小腿外侧，腓骨头前下方凹陷中。屈膝 90°，膝关节外下方，腓骨小头前下方凹陷处。

足三里穴由外膝眼向下量 4 横指，在腓骨与胫骨之间，由胫骨旁量 1 横指。

**艾灸时出现的情况**

- 感觉体内有一股热流
- 皮肤被烫起水疱
- 疼痛症状没有减轻

肚脐水平线与脊柱相交椎体处，下缘旁开约 1.5 寸处。

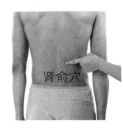

肾俞穴

## 出现这些情况的解决办法

艾灸时，能感到有热流向四周扩散，腹部也有热感，有的人会感觉这股热流传至关节疼痛处。若长期艾灸没有这种感觉，可将肾俞穴和疼痛处一起艾灸，以至热流能传导到疼痛处。

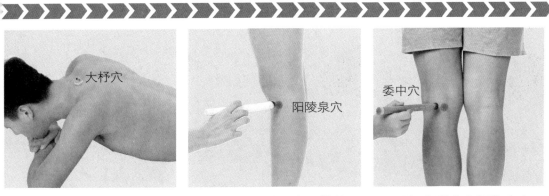

大杼穴

阳陵泉穴

委中穴

**4 隔姜灸大杼穴舒筋利节**
隔姜灸大杼穴 10~15 壮，也可用悬提灸。

**5 悬提灸阳陵泉穴强筋壮骨**
用艾条悬提灸阳陵泉穴 15 分钟，也可用回旋灸或艾盒灸。

**6 悬提灸委中穴通络止痛**
用艾条悬提灸委中穴 15 分钟，也可用回旋灸或艾盒灸。

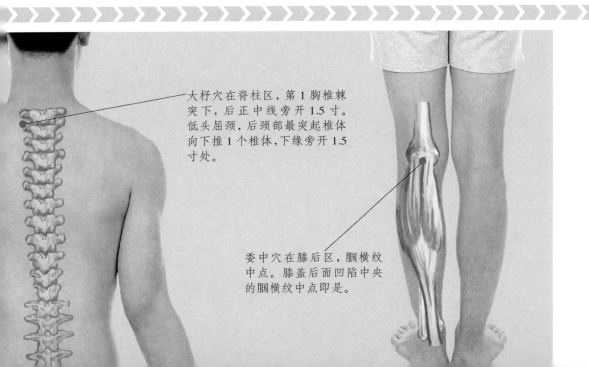

大杼穴在脊柱区，第 1 胸椎棘突下，后正中线旁开 1.5 寸。低头屈颈，后颈部最突起椎体向下推 1 个椎体，下缘旁开 1.5 寸处。

委中穴在膝后区，腘横纹中点。膝盖后面凹陷中央的腘横纹中点即是。

# 肩周炎

肩部疼痛，整个上臂活动明显受限，严重者无法自行洗脸、梳头、穿衣、上举。多发于50岁以上。其与肩部劳损往往有很大关系。长期劳损导致肩部肌肉僵硬，气血运行不畅，筋骨失养引发肩周炎。另外，风寒湿邪的侵袭，肩部软组织退变也是主要原因。

**30**

每穴30分钟
每天1次
10天1疗程
灸至肩部疼痛减轻
关节活动不受限

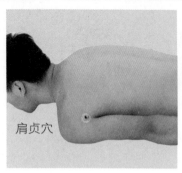

肩贞穴

## 1 隔姜灸肩贞穴舒筋活络

隔姜灸肩贞穴10~20壮，也可悬提灸。

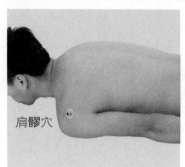

肩髎穴

## 2 隔姜灸肩髎穴通络散结

隔姜灸肩髎穴10~20壮，也可悬提灸。

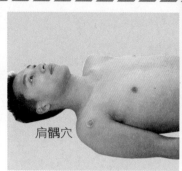

肩髃穴

## 3 隔姜灸肩髃穴温经止痛

隔姜灸肩髃穴10~20壮，也可悬提灸。

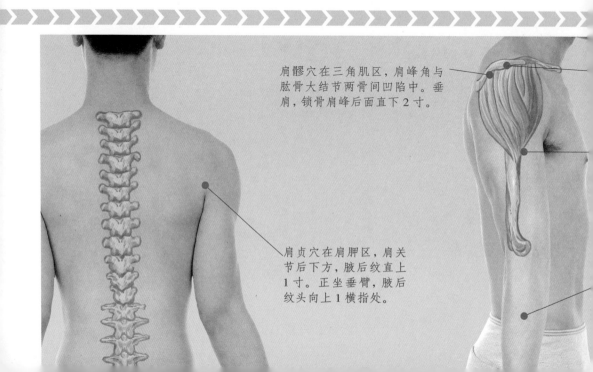

肩髎穴在三角肌区，肩峰角与肱骨大结节两骨间凹陷中。垂肩，锁骨肩峰后面直下2寸。

肩贞穴在肩胛区，肩关节后下方，腋后纹直上1寸。正坐垂臂，腋后纹头向上1横指处。

## 艾灸时出现的情况

- 短时间内未能见效
- 肩部疼痛减轻
- 动作更灵活

配合推拿效果更佳，但应由执业医师进行。

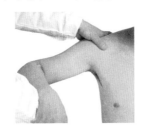

## 出现这些情况的解决办法

艾灸和服用药物与手术相比，是较佳的方案，若患者能坚持功能锻炼，效果相当不错。艾灸是祛除虚寒湿痛的利器，能帮助恢复肩部的气血通畅，疼痛情况会减轻。应该坚持艾灸。

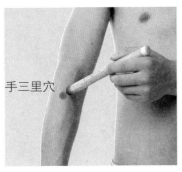

手三里穴

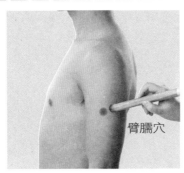

臂臑穴

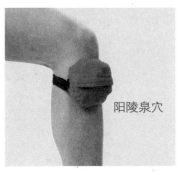

阳陵泉穴

### 4 悬提灸手三里穴促进上肢气血循环

用艾条悬提灸手三里穴 30 分钟，也可隔姜灸或回旋灸。

### 5 悬提灸臂臑穴濡养肩周

隔姜灸臂臑穴 10~20 壮，也可悬提灸。

### 6 艾盒灸阳陵泉穴强筋壮骨

用艾盒灸阳陵泉穴 30 分钟，也可悬提灸。

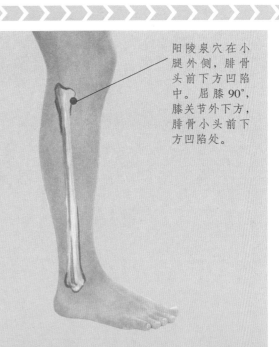

肩髃穴在肩峰前下方，当肩峰与肱骨头大结节之间凹陷处。正坐，屈肘抬臂与肩同高，肩关节呈现两凹陷，肩前呈现凹陷处。

臂臑穴在臂部，曲池穴上 7 寸，三角肌前缘处。屈肘紧握拳，使三角肌隆起，三角肌下端偏内侧，按压有酸胀感处。

手三里穴在前臂，肘横纹下 2 寸，阳溪穴与曲池穴连线上。屈肘取穴，在肘横纹头下 2 横指处。

阳陵泉穴在小腿外侧，腓骨头前下方凹陷中。屈膝 90°，膝关节外下方，腓骨小头前下方凹陷处。

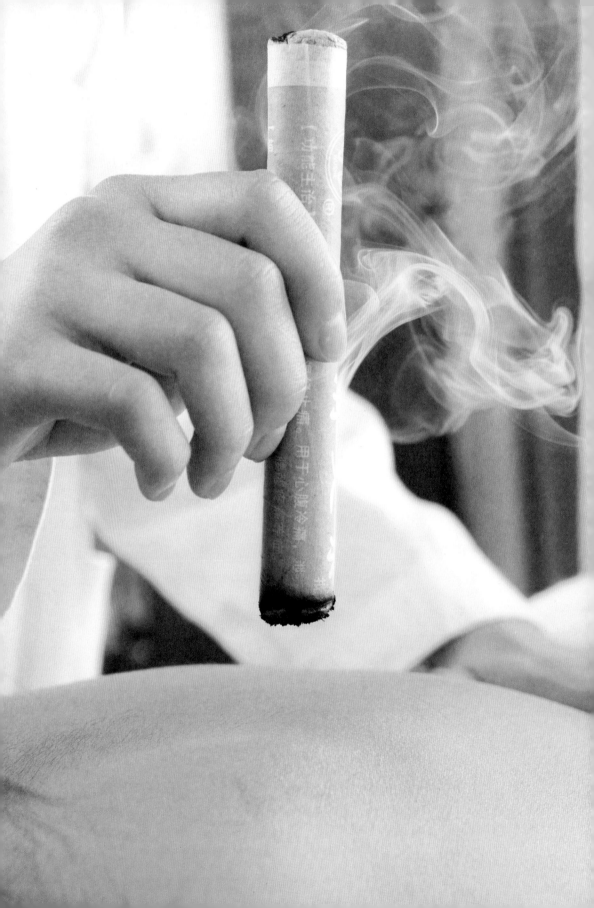

# 第六章

# 10个女人9个寒，艾灸祛寒防妇科病

女性有月经，要生产孕育，加上情绪起伏大，这些都会耗损气血，导致身体虚弱，抵抗力下降，寒邪内侵，阳气虚衰。适当进行艾灸可调理气血，疏通经络，除掉寒湿，让女性健康又美丽。

# 月经不调

受寒凉、饮食不规律、情绪不舒畅等会导致月经不调。中医认为，月经不调主要与精血不足、肾气亏虚有关。精血不足，任脉和冲脉失养，影响到气血的调节功能。肾为先天之本，肾气的状况会影响到精血的转化，影响到任脉和冲脉对气血的调节能力。

每穴15分钟
每天1次
5天1疗程
灸至月经周期和
月经量恢复正常

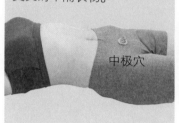

艾灸时不隔衣物。

中极穴

## 1 隔姜灸中极穴疏经活络

用隔姜灸中极穴 15~20 壮，也可用艾盒灸或悬提灸。

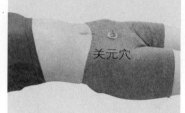

艾灸时不隔衣物。

关元穴

## 2 隔姜灸关元穴益肾气，补肾生精

用隔姜灸关元穴 15~20 壮，也可用艾盒灸或悬提灸。

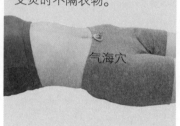

艾灸时不隔衣物。

气海穴

## 3 隔姜灸气海穴益肾固精

用隔姜灸气海穴 15~20 壮，也可用艾盒灸或悬提灸。

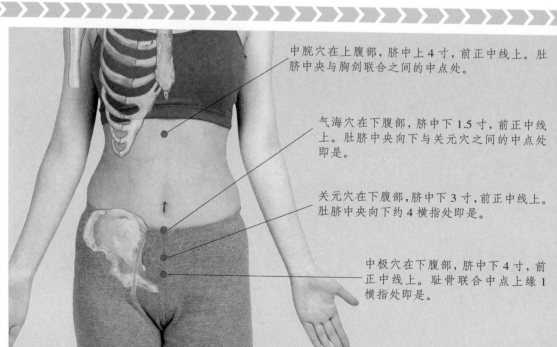

中脘穴在上腹部，脐中上4寸，前正中线上。肚脐中央与胸剑联合之间的中点处。

气海穴在下腹部，脐中下1.5寸，前正中线上。肚脐中央向下与关元穴之间的中点处即是。

关元穴在下腹部，脐中下3寸，前正中线上。肚脐中央向下约4横指处即是。

中极穴在下腹部，脐中下4寸，前正中线上。耻骨联合中点上缘1横指处即是。

## 艾灸时出现的情况

- 疲倦失眠
- 月经量逐渐正常
- 月经周期逐渐规律

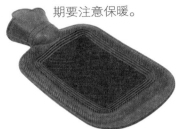

若伴有小腹冷痛、量少色暗、畏冷症状，经期要注意保暖。

### 出现这些情况的解决办法

初次艾灸后，体质较差者，阳气进入体内，易产生疲倦感。持续艾灸可温经散寒、疏通经络、活血祛痹，能够改善女性卵巢子宫机能。月经周期逐渐规律是好转的反应。

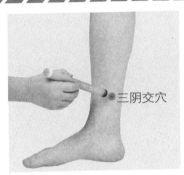

三阴交穴

**4 悬提灸三阴交穴健脾和胃**
用艾条悬提灸三阴交穴15分钟，也可用隔姜灸。

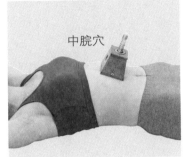

中脘穴

**5 艾盒灸中脘穴促进气血化生**
用艾盒灸中脘穴15分钟，也可用隔姜灸或悬提灸。

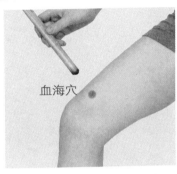

血海穴

**6 悬提灸血海穴活血化瘀**
用艾条悬提灸血海穴15分钟，也可用隔姜灸。

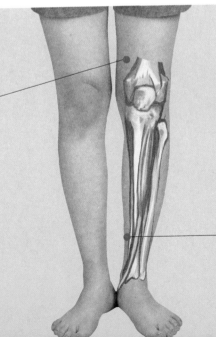

血海穴在股前区，髌底内侧端上2寸，股内侧肌隆起处。屈膝90°，手掌伏于膝盖上，拇指与其他4指呈45°，拇指尖处即是。

三阴交穴在小腿内侧，内踝尖上3寸，胫骨内侧缘后际。内踝尖上4横指处即是。

# 痛经

原发性痛经是指没有器质性疾病，仅仅是周期性月经痛。继发性痛经主要是某种疾病所导致，诸如盆腔炎、子宫内膜炎等。中医认为痛经是由于体内有寒或精血不足，阴损及阳所致。寒邪导致气血运行不畅，胞宫失养。精血不足，也会影响到气血的滋养、流动。

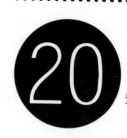

每穴 20 分钟
每天 1 次
7 天 1 疗程
灸至经期疼痛减轻
腹部不再寒凉

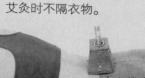

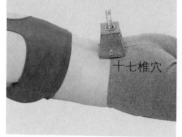

艾灸时不隔衣物。

十七椎穴

## 1 艾盒灸十七椎穴调经止痛

用艾盒灸十七椎穴 20 分钟，也可用悬提灸或隔姜灸。

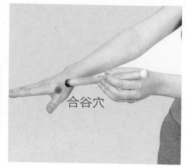

合谷穴

## 2 悬提灸合谷穴通经止痛

用艾条悬提灸合谷穴 20 分钟，也可用隔姜灸或回旋灸。

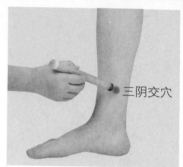

三阴交穴

## 3 悬提灸三阴交穴畅达气血

用艾条悬提灸三阴交穴 20 分钟，也可用隔姜灸或回旋灸。

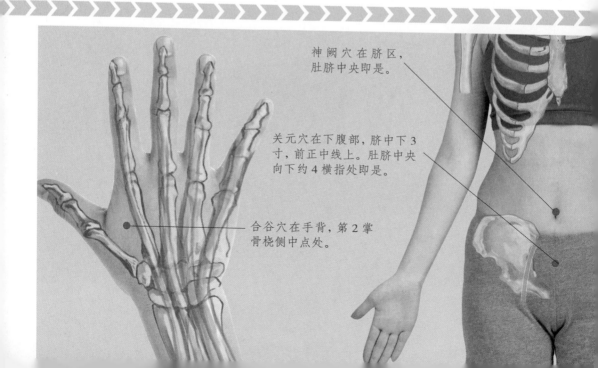

神阙穴在脐区，肚脐中央即是。

关元穴在下腹部，脐中下 3 寸，前正中线上。肚脐中央向下约 4 横指处即是。

合谷穴在手背，第 2 掌骨桡侧中点处。

### 艾灸时出现的情况

- 疼痛症状减轻
- 经血有血块，发暗
- 疼痛加剧

月经期间不要吃寒凉食物，以免加重疼痛。

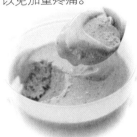

### 出现这些情况的解决办法

艾灸能健脾益气，增强摄血功能，活血化瘀，协助排出宫腔内的积血和垃圾，初期出现血块属正常现象，坚持艾灸会改善。疼痛加剧可能是艾灸环境过凉，腹部受凉，同时不要吃寒凉食物。

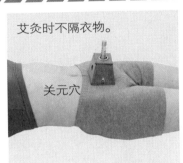

艾灸时不隔衣物。

关元穴

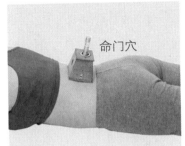

命门穴

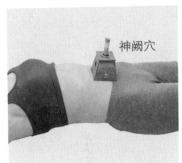

神阙穴

**4 艾盒灸关元穴补益精血**

用艾盒灸关元穴 20 分钟，也可用悬提灸或隔姜灸。

**5 艾盒灸命门穴温补阳气**

用艾盒灸命门穴 20 分钟，也可用悬提灸或隔姜灸。

**6 艾盒灸神阙穴温阳止痛**

用艾盒灸神阙穴 20 分钟，也可用悬提灸或隔姜灸。

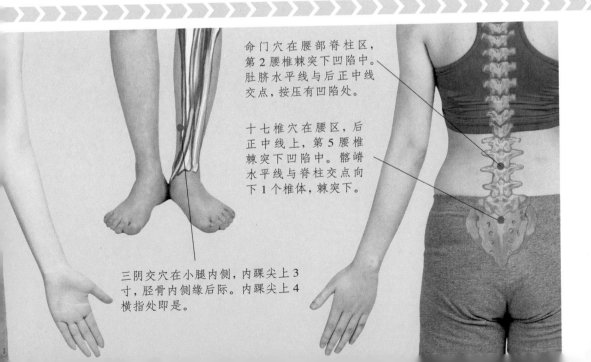

命门穴在腰部脊柱区，第 2 腰椎棘突下凹陷中。肚脐水平线与后正中线交点，按压有凹陷处。

十七椎穴在腰区，后正中线上，第 5 腰椎棘突下凹陷中。髂嵴水平线与脊柱交点向下 1 个椎体，棘突下。

三阴交穴在小腿内侧，内踝尖上 3 寸，胫骨内侧缘后际。内踝尖上 4 横指处即是。

# 乳腺增生

一侧或两侧乳房出现大小不一、质地稍硬的肿块，并感到胀痛或刺痛，且月经前肿块变大变硬，疼痛加剧，月经后肿块变小变软，疼痛减轻。乳腺增生是气血瘀滞的结果。一旦气机壅滞，就会导致气滞血瘀，气血瘀积在乳房内，就会形成乳腺增生。

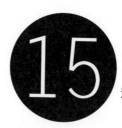

**15**

每穴 15 分钟
每天 1 次
10 天 1 疗程
灸至乳房疼痛减轻
乳房肿块减小

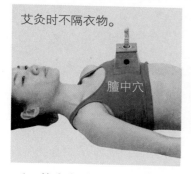

艾灸时不隔衣物。

膻中穴

## 1 艾盒灸膻中穴宽胸理气

用艾盒灸膻中穴 15 分钟，也可用悬提灸或隔姜灸。

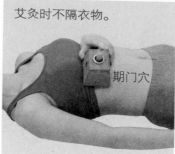

艾灸时不隔衣物。

期门穴

## 2 艾盒灸期门穴疏肝散瘀

用艾盒灸期门穴 15 分钟，也可用悬提灸或隔姜灸。

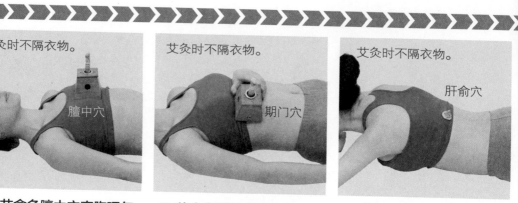

艾灸时不隔衣物。

肝俞穴

## 3 隔姜灸肝俞穴疏肝利胆

隔姜灸肝俞穴 10~15 壮，也可用艾盒灸或悬提灸。

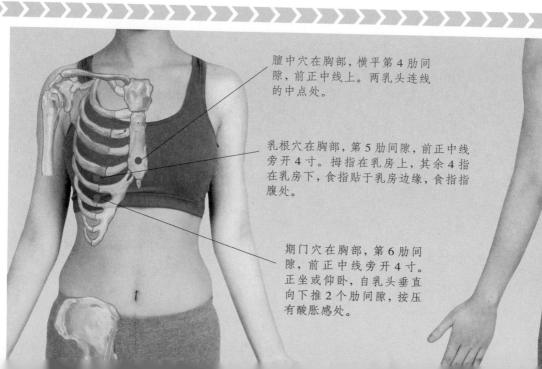

膻中穴在胸部，横平第 4 肋间隙，前正中线上。两乳头连线的中点处。

乳根穴在胸部，第 5 肋间隙，前正中线旁开 4 寸。拇指在乳房上，其余 4 指在乳房下，食指贴于乳房边缘，食指指腹处。

期门穴在胸部，第 6 肋间隙，前正中线旁开 4 寸。正坐或仰卧，自乳头垂直向下推 2 个肋间隙，按压有酸胀感处。

## 艾灸时出现的情况

- 乳房出现疼痛
- 肿块不再增长
- 疼痛减轻

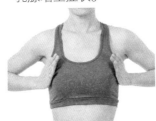

经常按摩乳房能改善乳腺增生症状。

## 出现这些情况的解决办法

疼痛加剧与情绪等有关，过度抑郁生气症状会加重。平时要加强锻炼，切忌恼怒或抑郁过度，消除紧张、激动等心理状态，保持心情舒畅豁达，情绪稳定。疼痛减轻，肿块减小是改善的表现。

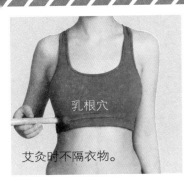

乳根穴

艾灸时不隔衣物。

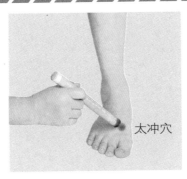

太冲穴

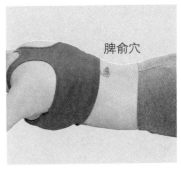

脾俞穴

### 4 悬提灸乳根穴化瘀利气

用艾条悬提灸乳根穴15分钟，也可用艾盒灸或隔姜灸。

### 5 悬提灸太冲穴疏肝养血

用艾条悬提灸太冲穴15分钟，也可用回旋灸。

### 6 隔姜灸脾俞穴健脾益气

隔姜灸脾俞穴10~15壮，也可用艾盒灸或悬提灸。

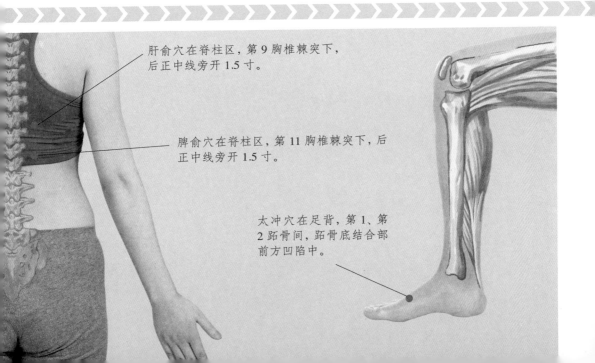

肝俞穴在脊柱区，第9胸椎棘突下，后正中线旁开1.5寸。

脾俞穴在脊柱区，第11胸椎棘突下，后正中线旁开1.5寸。

太冲穴在足背，第1、第2跖骨间，跖骨底结合部前方凹陷中。

# 更年期综合征

更年期开始的时间有的早，有的晚，与肾精多少有关系。女性肾阴不足，月经量就少。因为月经期要失血，血属于阴的范畴，津液亏损了，经血的来源就越来越少了。提前进入更年期的女性大多是阴虚体质。要缓解更年期综合征，就要养肾阴。

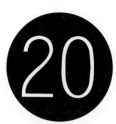

**20**

每穴 20 分钟
每天 1 次
10 天 1 疗程
灸至月经渐渐规律
情绪逐渐平稳

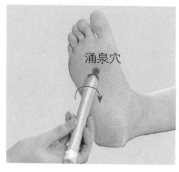

涌泉穴

**1** **回旋灸涌泉穴补肾填精**
用艾条回旋灸涌泉穴 20 分钟，也可用悬提灸或隔姜灸。

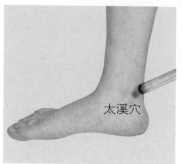

太溪穴

**2** **悬提灸太溪穴清热滋阴**
用艾条悬提灸太溪穴 20 分钟，也可用回旋灸或隔姜灸。

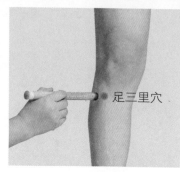

足三里穴

**3** **悬提灸足三里穴健脾补气**
用艾条悬提灸足三里穴 20 分钟，也可用回旋灸或隔姜灸。

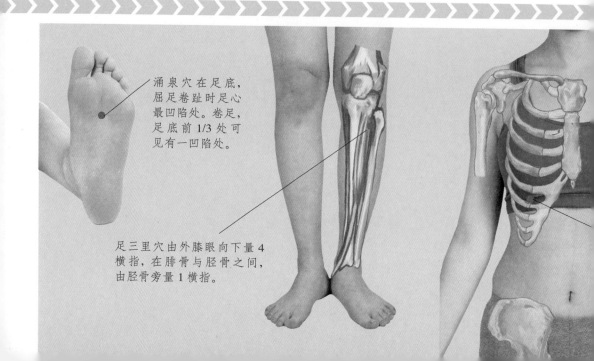

涌泉穴在足底，屈足卷趾时足心最凹陷处。卷足，足底前 1/3 处可见有一凹陷处。

足三里穴由外膝眼向下量 4 横指，在腓骨与胫骨之间，由胫骨旁量 1 横指。

## 艾灸时出现的情况

- 手脚发热
- 月经突然增多
- 脾气渐渐减小

更年期女性可以常食用大豆及豆制品，调节雌激素水平。

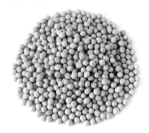

## 出现这些情况的解决办法

艾灸可除寒暖身，能使更年期女性身体暖和起来，所以手脚变暖是正常现象。艾灸会促使气血循环加快，月经量大的女性经期不宜艾灸。艾灸能疏解肝气，活血化瘀，稳定情绪。

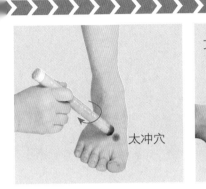

**4** 回旋灸太冲穴疏肝理气

用艾条回旋灸太冲穴20分钟，也可用悬提灸或隔姜灸。

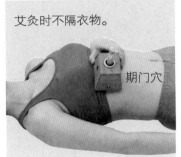

艾灸时不隔衣物。

期门穴

**5** 艾盒灸期门穴活血化瘀

用艾盒灸期门穴20分钟，也可用悬提灸或隔姜灸。

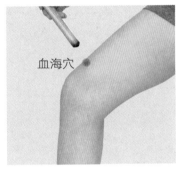

血海穴

**6** 悬提灸血海穴补血活血

用艾条悬提灸血海穴20分钟，也可用艾盒灸或隔姜灸。

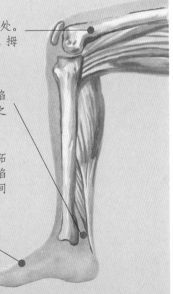

血海穴在股前区，髌底内侧端上2寸，股内侧肌隆起处。屈膝90°，手掌伏于膝盖上，拇指与其他4指呈45°，拇指尖处即是。

太溪穴在踝区，内踝尖与跟腱之间的凹陷中。坐位垂足，由足内踝向后推至跟腱之间凹陷处即是。

太冲穴在足背，第1、第2跖骨间，跖骨底结合部前方凹陷中。足背，沿第1、第2趾间横纹向足背上推凹陷处。

期门穴在胸部，第6肋间隙，前正中线旁开4寸。正坐或仰卧，自乳头垂直向下推2个肋间隙，按压有酸胀感处。

# 宫寒

所谓"宫寒",并非只是"子宫受凉"。子宫不仅仅是一个让女性来月经、孕育宝宝的地方,它还与性、生殖、内分泌等功能密切相关。所以,中医所说的"宫寒"是指因肾阳不足、胞宫失于温煦所导致的一种病证,包括性、生殖、内分泌等功能的严重低下。

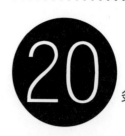

**20**

每穴 20 分钟
每天 1 次
7 天 1 疗程
灸至小腹寒凉消失
月经恢复正常

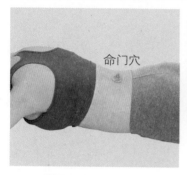

命门穴

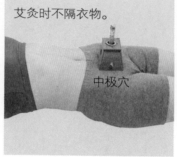

艾灸时不隔衣物。

中极穴

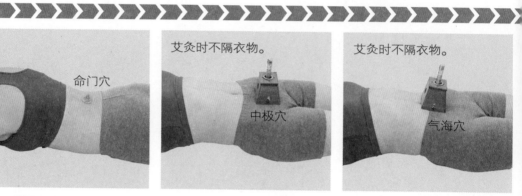

艾灸时不隔衣物。

气海穴

**1 隔姜灸命门穴温补阳气**
隔姜灸命门穴 15~20 壮,也可用艾盒灸或悬提灸。

**2 艾盒灸中极穴调畅胞宫**
用艾盒灸中极穴 20 分钟,也可用悬提灸或隔姜灸。

**3 艾盒灸气海穴益肾固精**
用艾盒灸气海穴 20 分钟,也可用悬提灸或隔姜灸。

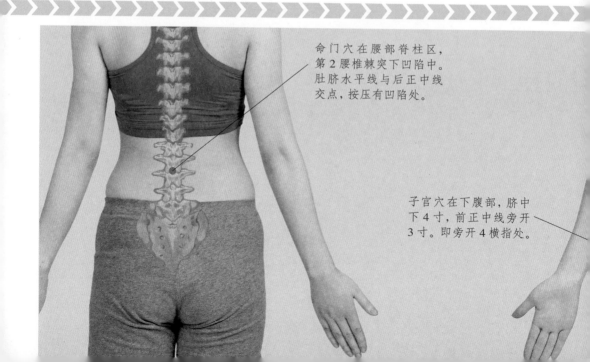

命门穴在腰部脊柱区,第 2 腰椎棘突下凹陷中。肚脐水平线与后正中线交点,按压有凹陷处。

子宫穴在下腹部,脐中下 4 寸,前正中线旁开 3 寸。即旁开 4 横指处。

## 艾灸时出现的情况

- 突然来月经
- 小腹感觉冷
- 肚子感觉有一股热流

平时要注意小腹、腰部和双脚保暖。

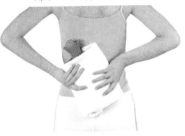

## 出现这些情况的解决办法

艾灸能加速气血循环，原本月经推迟或月经量少的女性可能会突然出现月经到来的现象，这是子宫卵巢功能改善的表现，可继续艾灸。小腹冷可用隔姜灸的方式。艾灸时会感到有一股热流。

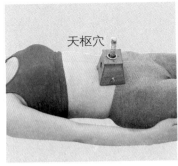

天枢穴

### 4 艾盒灸天枢穴促使气血化生

用艾盒灸天枢穴 20 分钟，也可用悬提灸或隔姜灸。

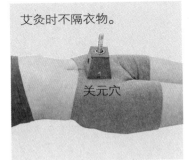

艾灸时不隔衣物。

关元穴

### 5 艾盒灸关元穴益气补肾

用艾盒灸关元穴 20 分钟，也可用悬提灸或隔姜灸。

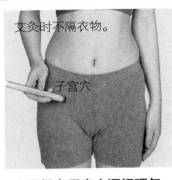

艾灸时不隔衣物。

子宫穴

### 6 悬提灸子宫穴调经理气

用艾条悬提灸子宫穴 20 分钟，也可用艾盒灸或隔姜灸。

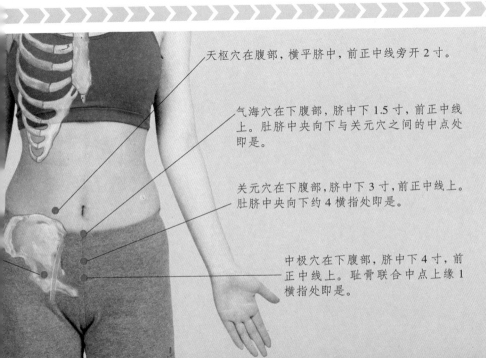

天枢穴在腹部，横平脐中，前正中线旁开 2 寸。

气海穴在下腹部，脐中下 1.5 寸，前正中线上。肚脐中央向下与关元穴之间的中点处即是。

关元穴在下腹部，脐中下 3 寸，前正中线上。肚脐中央向下约 4 横指处即是。

中极穴在下腹部，脐中下 4 寸，前正中线上。耻骨联合中点上缘 1 横指处即是。

# 盆腔炎

女性盆腔内生殖器官及其周围结缔组织炎症，常表现为高热、恶寒、下腹疼痛、白带增多、腰腹部坠胀、恶心。中医认为感受湿热、气血瘀滞、阴寒内袭，使气血运行不畅，易诱发此病。对于寒邪客于冲任所导致的盆腔炎，往往有畏寒症状，应祛寒活血。

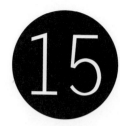

**15**

每穴 15 分钟
每天 1 次
7 天 1 疗程
灸至炎症症状减轻
分泌物恢复正常

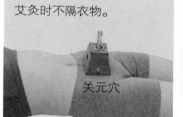

艾灸时不隔衣物。

关元穴

**1 艾盒灸关元穴温养冲任**
艾盒灸关元穴 15 分钟，也可用隔姜灸或悬提灸。

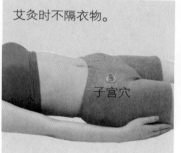

艾灸时不隔衣物。

子宫穴

**2 隔姜灸子宫穴行气化瘀**
隔姜灸子宫穴 5~10 壮，也可用悬提灸。

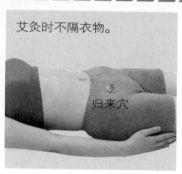

艾灸时不隔衣物。

归来穴

**3 隔姜灸归来穴健脾理气**
隔姜灸归来穴 5~10 壮，也可用悬提灸。

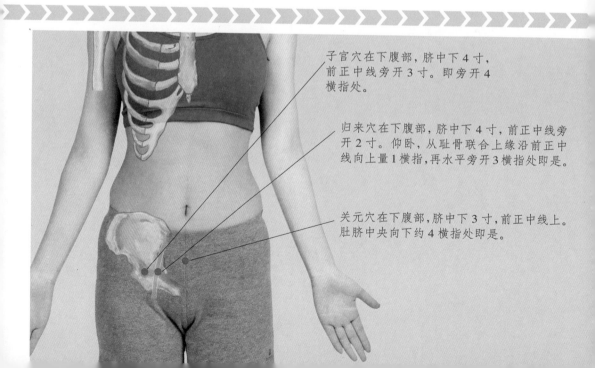

子宫穴在下腹部，脐中下 4 寸，前正中线旁开 3 寸。即旁开 4 横指处。

归来穴在下腹部，脐中下 4 寸，前正中线旁开 2 寸。仰卧，从耻骨联合上缘沿前正中线向上量 1 横指，再水平旁开 3 横指处即是。

关元穴在下腹部，脐中下 3 寸，前正中线上。肚脐中央向下约 4 横指处即是。

### 艾灸时出现的情况

- 炎症反应减轻并消失
- 疼痛减轻
- 炎症反应存在

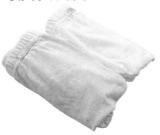

最好选择棉质内裤，不要太小、太紧。

### 出现这些情况的解决办法

艾灸能消除炎症。炎症没有缓解可能是不注意清洁导致的。不要过于劳累，节制房事，杜绝各种感染途径，保持会阴部清洁、干燥，勤换内裤，不穿紧身、化纤内裤，禁止游泳、盆浴等。

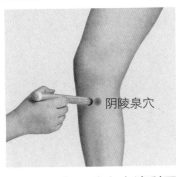

阴陵泉穴

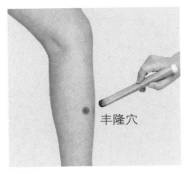

丰隆穴

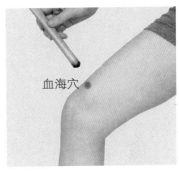

血海穴

**4** 悬提灸阴陵泉穴清利下焦寒湿

用艾条悬提灸阴陵泉穴15分钟，也可用隔姜灸或回旋灸。

**5** 悬提灸丰隆穴祛湿化痰

用艾条悬提灸丰隆穴15分钟，也可用隔姜灸或回旋灸。

**6** 悬提灸血海穴补血活血

用艾条悬提灸血海穴15分钟，也可用隔姜灸或回旋灸。

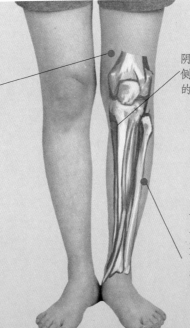

血海穴在股前区，髌底内侧端上2寸，股内侧肌隆起处。屈膝90°，手掌伏于膝盖上，拇指与其他4指呈45°，拇指尖处即是。

阴陵泉穴在小腿内侧，胫骨内侧髁下缘与胫骨内侧缘之间的凹陷中。

丰隆穴在小腿外侧，外踝尖上8寸，胫骨前肌的外缘。先找到犊鼻穴，再找外踝尖，两者之间取中点，胫骨外2横指处即是。

# 外阴瘙痒

由于妇科疾病或外界刺激引起的阴部瘙痒，多发于阴蒂、小阴唇，也可能波及大阴唇、会阴和肛周。阴道炎是引起外阴瘙痒的常见原因。中医认为本病发生是因为肝、肾、脾功能失常，主要为肝经湿热、肝肾阴虚和血虚生风。

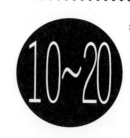

**10~20**

每穴 10~20 分钟
每天 1 次
7 天 1 疗程
灸至瘙痒减轻
分泌物恢复正常

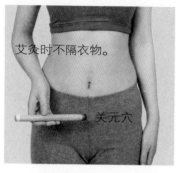

艾灸时不隔衣物。

关元穴

**1 悬提灸关元穴益气补肾**
用艾条悬提灸关元穴 10~20 分钟，也可用艾盒灸。

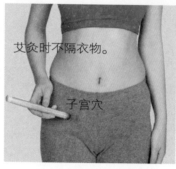

艾灸时不隔衣物。

子宫穴

**2 悬提灸子宫穴调经理气**
用艾条悬提灸子宫穴 20 分钟，也可用艾盒灸或隔姜灸。

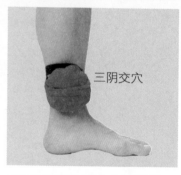

三阴交穴

**3 艾盒灸三阴交穴益肾平肝**
用艾盒灸三阴交穴 20 分钟，也可用悬提灸或隔姜灸。

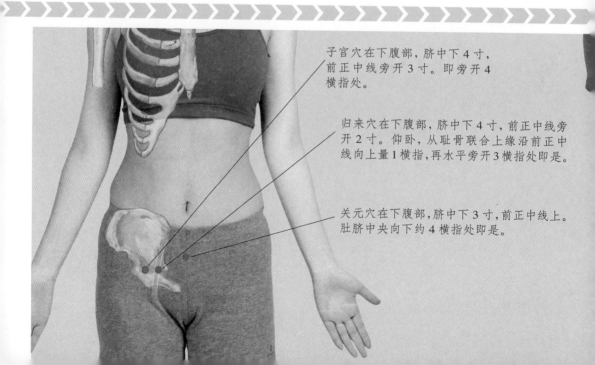

子宫穴在下腹部，脐中下 4 寸，前正中线旁开 3 寸。即旁开 4 横指处。

归来穴在下腹部，脐中下 4 寸，前正中线旁开 2 寸。仰卧，从耻骨联合上缘沿前正中线向上量 1 横指，再水平旁开 3 横指处即是。

关元穴在下腹部，脐中下 3 寸，前正中线上。肚脐中央向下约 4 横指处即是。

## 艾灸时出现的情况

- 瘙痒减轻缓慢
- 白带逐渐减少

由中医师配出药材，煎汤趁热熏蒸患处，温热时清洗。

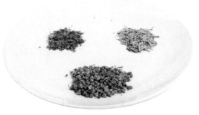

## 出现这些情况的解决办法

若伴有白带多的症状，可以配一些熏洗的药物来辅助治疗。同时坚持艾灸，症状会减轻，分泌物也会减少。避免吃生冷刺激食物。若检查有妇科疾病，也可配合西医治疗。

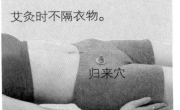

艾灸时不隔衣物。

归来穴

**4 隔姜灸归来穴健脾理气**

隔姜灸归来穴5~10壮，也可用悬提灸。

箕门穴

**5 悬提灸箕门穴健脾渗湿**

悬提灸箕门穴10~15分钟，也可用艾盒灸。

艾灸时不隔衣物。

会阳穴

**6 悬提灸会阳穴益肾固带**

悬提灸会阳穴10~15分钟，也可用艾盒灸。

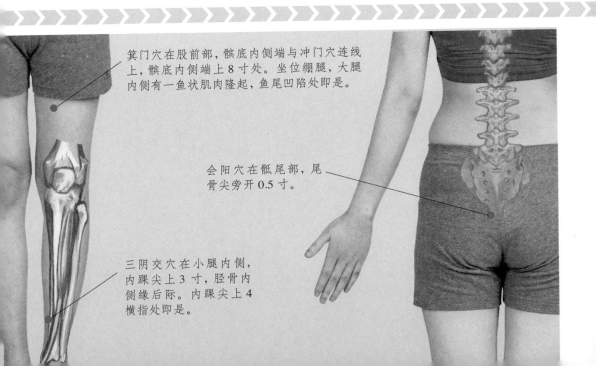

箕门穴在股前部，髌底内侧端与冲门穴连线上，髌底内侧端上8寸处。坐位绷腿，大腿内侧有一鱼状肌肉隆起，鱼尾凹陷处即是。

会阳穴在骶尾部，尾骨尖旁开0.5寸。

三阴交穴在小腿内侧，内踝尖上3寸，胫骨内侧缘后际。内踝尖上4横指处即是。

# 习惯性流产

习惯性流产是指连续自然流产三次及三次以上者。近年常用复发性流产取代习惯性流产，改为两次及两次以上的自然流产。习惯性流产与气血虚弱有关。气血虚弱，肾气虚则无以固胎。另外，大量饮酒、吸烟、接触化学性毒物、常身处严重噪音中都会造成流产。

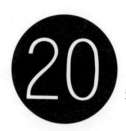

**20**

每穴 20 分钟
每天 1 次
10 天 1 疗程
灸至月经周期恢复正常

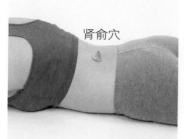

**1** 隔姜灸肾俞穴补肾填精

隔姜灸肾俞穴 5~10 壮，也可用艾盒灸或悬提灸。

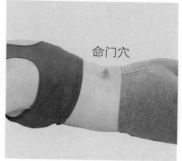

**2** 隔姜灸命门穴固摄冲任

隔姜灸命门穴 5~10 壮，也可用艾盒灸或悬提灸。

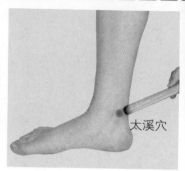

**3** 悬提灸太溪穴益肾清热安神

用艾条悬提灸太溪穴 20 分钟，也可用隔姜灸。

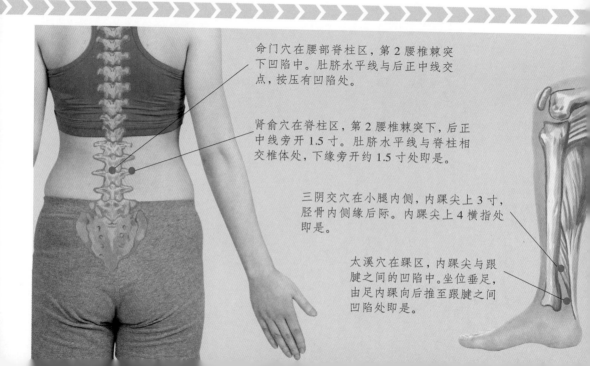

命门穴在腰部脊柱区，第 2 腰椎棘突下凹陷中。肚脐水平线与后正中线交点，按压有凹陷处。

肾俞穴在脊柱区，第 2 腰椎棘突下，后正中线旁开 1.5 寸。肚脐水平线与脊柱相交椎体处，下缘旁开约 1.5 寸处即是。

三阴交穴在小腿内侧，内踝尖上 3 寸，胫骨内侧缘后际。内踝尖上 4 横指处即是。

太溪穴在踝区，内踝尖与跟腱之间的凹陷中。坐位垂足，由足内踝向后推至跟腱之间凹陷处即是。

## 艾灸时出现的情况

- 乏力
- 月经周期正常
- 精神状态改善

孕妇不宜进行艾灸，尤其禁灸腰部。

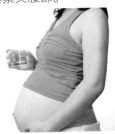

## 出现这些情况的解决办法

乏力是因为体质较差，阳气进入体内，易产生疲倦感。艾灸可补足气血，子宫和卵巢功能会恢复正常，人会越来越精神。另外孕妇不宜进行艾灸，尤其是腹部和腰骶部，以免流产。

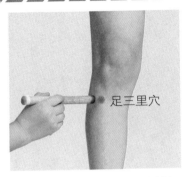

足三里穴

### 4 悬提灸足三里穴健脾益气

用艾条悬提灸足三里穴20分钟，也可用隔姜灸。

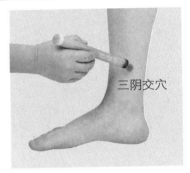

三阴交穴

### 5 悬提灸三阴交穴调补肝肾

用艾条悬提灸三阴交穴20分钟，也可用隔姜灸或回旋灸。

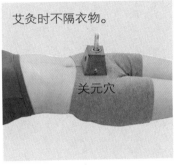

艾灸时不隔衣物。

关元穴

### 6 艾盒灸关元穴培元固本

用艾盒灸关元穴20分钟，也可用隔姜灸或悬提灸。

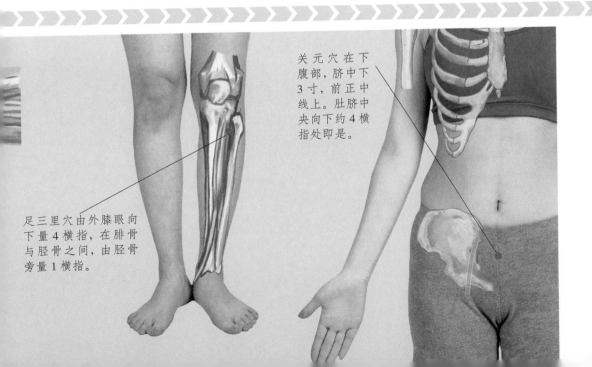

关元穴在下腹部，脐中下3寸，前正中线上。肚脐中央向下约4横指处即是。

足三里穴由外膝眼向下量4横指，在腓骨与胫骨之间，由胫骨旁量1横指。

# 月经过少

月经周期基本正常，但月经量较少，有时甚至点滴即净。有的月经过少者会出现心烦、内热、食欲不振等症状。气血不足使冲脉和任脉失养，导致月经量少。血瘀、寒凝血脉等原因也会导致月经量偏少。往往身体虚弱、脾胃状况不佳，或患有某种慢性疾病。

**15**

每穴 15 分钟
每天 1 次
7 天 1 疗程
灸至月经量正常
腹部温暖柔软

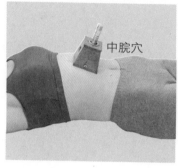

中脘穴

**1** 艾盒灸中脘穴促进气血化生

用艾盒灸中脘穴 15 分钟，也可用悬提灸或隔姜灸。

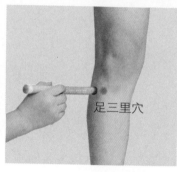

足三里穴

**2** 悬提灸足三里穴健脾助运

用艾条悬提灸足三里穴 15 分钟，也可用隔姜灸。

肾俞穴

**3** 艾盒灸肾俞穴补肾填精

用艾盒灸肾俞穴 15 分钟，也可用悬提灸或隔姜灸。

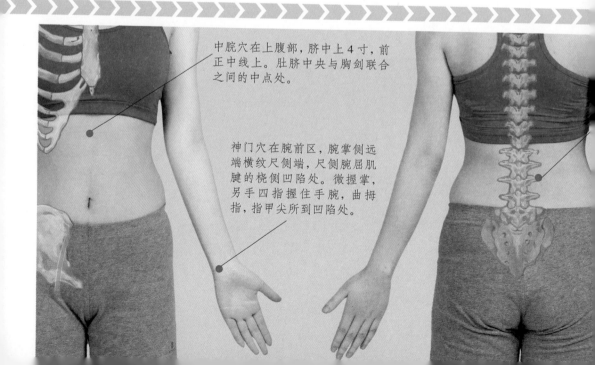

中脘穴在上腹部，脐中上 4 寸，前正中线上。肚脐中央与胸剑联合之间的中点处。

神门穴在腕前区，腕掌侧远端横纹尺侧端，尺侧腕屈肌腱的桡侧凹陷处。微握掌，另手四指握住手腕，曲拇指，指甲尖所到凹陷处。

**艾灸时出现的情况**

- 月经出现血块
- 小腹寒凉
- 月经量增多

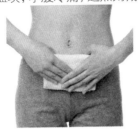

寒凉型月经量少颜色暗，有血块，小腹冷痛，遇热则减。

## 出现这些情况的解决办法

艾灸能活血化瘀，协助排出宫腔内的积血和垃圾，初期出现血块属正常现象，坚持艾灸会改善。小腹寒凉可能是由于艾灸的环境过凉，导致腹部受凉，还要注意饮食和保暖。

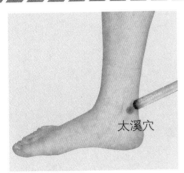

太溪穴

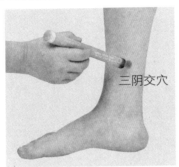

三阴交穴

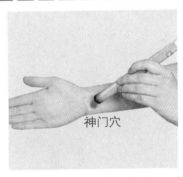

神门穴

**4 悬提灸太溪穴益肾安神**
用艾条悬提灸太溪穴15分钟，也可用隔姜灸。

**5 悬提灸三阴交穴健脾和胃**
用艾条悬提灸三阴交穴15分钟，也可用艾盒灸。

**6 悬提灸神门穴宽胸理气**
用艾条悬提灸神门穴15分钟，也可用回旋灸。

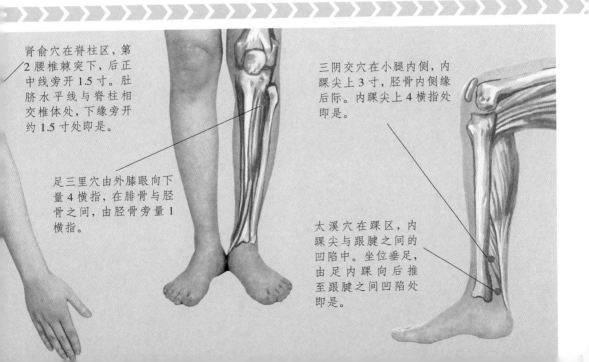

肾俞穴在脊柱区，第2腰椎棘突下，后正中线旁开1.5寸。肚脐水平线与脊柱相交椎体处，下缘旁开约1.5寸处即是。

三阴交穴在小腿内侧，内踝尖上3寸，胫骨内侧缘后际。内踝尖上4横指处即是。

足三里穴由外膝眼向下量4横指，在腓骨与胫骨之间，由胫骨旁量1横指。

太溪穴在踝区，内踝尖与跟腱之间的凹陷中。坐位垂足，由足内踝向后推至跟腱之间凹陷处即是。

# 月经推迟

月经周期延后7天以上，甚至数月以上者。偶尔延迟一次，且无其他不适，属正常现象。气血若为阴寒阻滞，则常有月经延后、经色暗、经量少、夹有血块、小腹冷痛、畏寒肢冷等表现；胞宫虚寒者，往往会有月经延后、经量少、经色暗、质稀如屋漏水等症状。

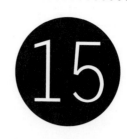

**15**

每穴15分钟
每天1次
10天1疗程
灸至月经正常
月经量恢复正常

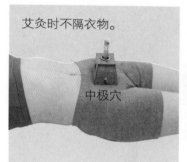

艾灸时不隔衣物。

中极穴

## 1 艾盒灸中极穴疏调胞宫

用艾盒灸中极穴15分钟，也可用隔姜灸或悬提灸。

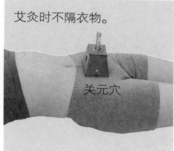

艾灸时不隔衣物。

关元穴

## 2 艾盒灸关元穴益肾气，补肾生精

用艾盒灸关元穴15分钟，也可用隔姜灸或悬提灸。

艾灸时不隔衣物。

气海穴

## 3 艾盒灸气海穴益肾固精

用艾盒灸气海穴15分钟，也可用隔姜灸或悬提灸。

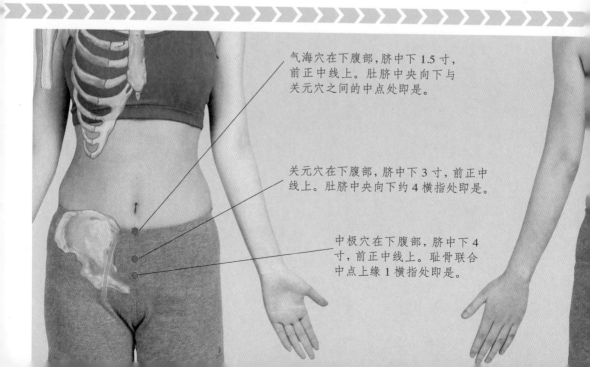

气海穴在下腹部，脐中下1.5寸，前正中线上。肚脐中央向下与关元穴之间的中点处即是。

关元穴在下腹部，脐中下3寸，前正中线上。肚脐中央向下约4横指处即是。

中极穴在下腹部，脐中下4寸，前正中线上。耻骨联合中点上缘1横指处即是。

**艾灸时出现的情况**

· 月经量、质、色逐渐恢复正常

· 月经推迟情况依然存在

先确定病因，若病情复杂需及时就医。

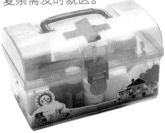

**出现这些情况的解决办法**

艾灸向经络、脏腑渗透能量，可驱散寒气，温通经脉，使气血瘀阻不通的各种症状得到缓解和消除。月经依然推迟可能由于卵巢功能早衰、多囊卵巢综合征等引起，需配合药物治疗。

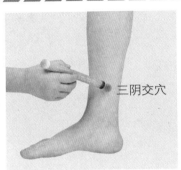

三阴交穴

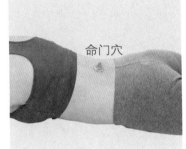

命门穴

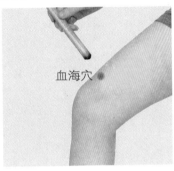

血海穴

**4 悬提灸三阴交穴健脾和胃**

用艾条悬提灸三阴交穴15分钟，也可用艾盒灸。

**5 隔姜灸命门穴补肾填精**

隔姜灸命门穴10~15壮，也可用艾盒灸或悬提灸。

**6 悬提灸血海穴活血化瘀**

用艾条悬提灸血海穴15分钟，也可用艾盒灸。

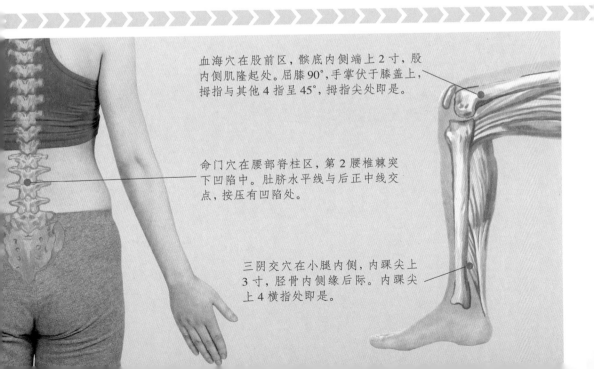

血海穴在股前区，髌底内侧端上2寸，股内侧肌隆起处。屈膝90°，手掌伏于膝盖上，拇指与其他4指呈45°，拇指尖处即是。

命门穴在腰部脊柱区，第2腰椎棘突下凹陷中。肚脐水平线与后正中线交点，按压有凹陷处。

三阴交穴在小腿内侧，内踝尖上3寸，胫骨内侧缘后际。内踝尖上4横指处即是。

# 产后腹痛

产后小腹隐痛或绵绵作痛，喜暖喜按，恶露量少、色淡，可伴有头晕目眩，心悸失眠，大便秘结，四肢不温，舌质淡红，苔薄等。多因血虚胞脉失养，或血瘀、寒凝等瘀阻胞脉所致。

每穴 15 分钟
每天 1 次
10 天 1 疗程
灸至腹痛情况减轻
内分泌正常

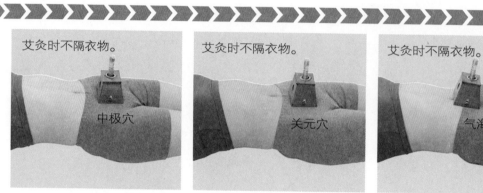

艾灸时不隔衣物。
中极穴

艾灸时不隔衣物。
关元穴

艾灸时不隔衣物。
气海穴

## 1 艾盒灸中极穴温经活络

用艾盒灸中极穴 15 分钟，也可用隔姜灸或悬提灸。

## 2 艾盒灸关元穴益肾气，补肾生精

用艾盒灸关元穴 15 分钟，也可用隔姜灸或悬提灸。

## 3 艾盒灸气海穴益肾固精

用艾盒灸气海穴 15 分钟，也可用隔姜灸或悬提灸。

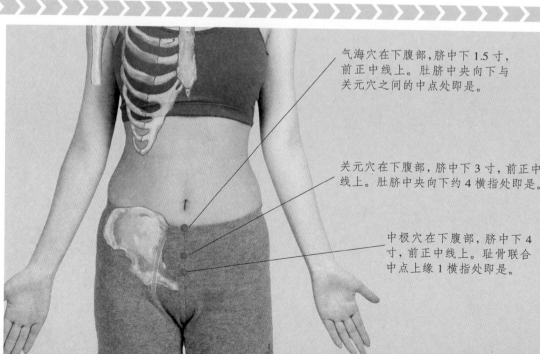

气海穴在下腹部，脐中下 1.5 寸，前正中线上。肚脐中央向下与关元穴之间的中点处即是。

关元穴在下腹部，脐中下 3 寸，前正中线上。肚脐中央向下约 4 横指处即是。

中极穴在下腹部，脐中下 4 寸，前正中线上。耻骨联合中点上缘 1 横指处即是。

### 艾灸时出现的情况

- 心悸、眩晕
- 腹痛消失
- 身体温暖

1个疗程结束后，一般隔3~5天再开始下一个疗程。

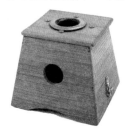

### 出现这些情况的解决办法

产后一般所处环境较闷热，在这种环境中艾灸易造成心悸、眩晕，注意保持空气流通。艾热为身体补充阳气，活血化瘀，温中祛寒，提高自愈力。腹痛消失，身体温暖是正常表现。

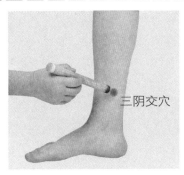

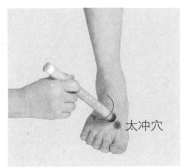

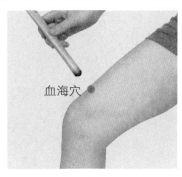

**4** 悬提灸三阴交穴健脾和胃
用艾条悬提灸三阴交穴15分钟，也可用隔姜灸。

**5** 回旋灸太冲穴疏肝活血
用艾条回旋灸太冲穴15分钟，也可用隔姜灸。

**6** 悬提灸血海穴活血化瘀
用艾条悬提灸血海穴15分钟，也可用隔姜灸。

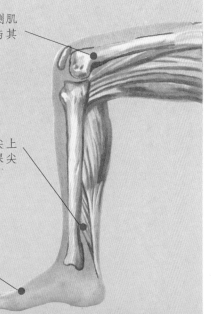

血海穴在股前区，髌底内侧端上2寸，股内侧肌隆起处。屈膝90°，手掌伏于膝盖上，拇指与其他4指呈45°，拇指尖处即是。

三阴交穴在小腿内侧，内踝尖上3寸，胫骨内侧缘后际。内踝尖上4横指处即是。

太冲穴在足背，第1、第2跖骨间，跖骨底结合部前方凹陷中。在足背，沿第1、第2趾间横纹向足背上推凹陷处。

# 产后缺乳

产妇乳汁甚少或全无，不足够甚至不能喂养婴儿者。中医认为，产后缺乳可分虚实。虚者多为气血虚弱，乳汁化源不足所致，除乳汁较少外，往往没有其他不适症。实者，多由气滞血瘀所导致，除了乳汁比较少外，还会有乳房胀硬、乳房疼痛等症。

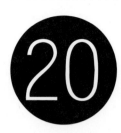

**20**

每穴 20 分钟
每天 1 次
7 天 1 疗程
灸至乳汁分泌正常
乳房疼痛减轻

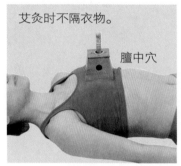

艾灸时不隔衣物。

膻中穴

## 1 艾盒灸膻中穴宽胸理气

用艾盒灸膻中穴 20 分钟，也可用隔姜灸或悬提灸。

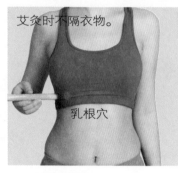

艾灸时不隔衣物。

乳根穴

## 2 悬提灸乳根穴促进乳房的气血循环

悬提灸乳根穴 20 分钟，也可用隔姜灸或艾盒灸。

肩井穴

## 3 悬提灸肩井穴祛风清热活络

用艾条悬提灸肩井穴 20 分钟，也可用隔姜灸。

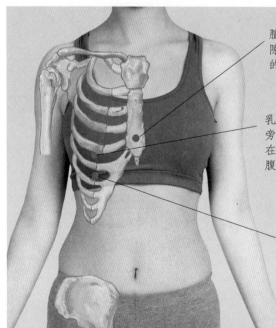

膻中穴在胸部，横平第 4 肋间隙，前正中线上。两乳头连线的中点处。

乳根穴在胸部，第 5 肋间隙，前正中线旁开 4 寸。拇指在乳房上，其余 4 指在乳房下，食指贴于乳房边缘，食指指腹处。

期门穴在胸部，第 6 肋间隙，前正中线旁开 4 寸。正坐或仰卧，自乳头垂直向下推 2 个肋间隙，按压有酸胀感处。

## 艾灸时出现的情况

- 乳汁逐渐增多
- 胸部疼痛减轻
- 乳汁分泌过少

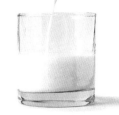

多吃富含蛋白质的食物，适量进食液体。

## 出现这些情况的解决办法

艾灸能疏肝解郁，活血化瘀，乳汁分泌会渐渐增多，瘀滞造成的胀痛也会减轻。乳汁不足可能是由于产妇长期营养不良。选择营养价值高的食物，如牛奶、鸡蛋等。多喝汤水，催化乳汁分泌。

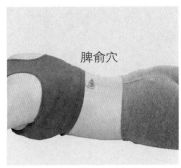

脾俞穴

**4 隔姜灸脾俞穴健脾和胃**

隔姜灸脾俞穴15~20壮，也可用艾盒灸或悬提灸。

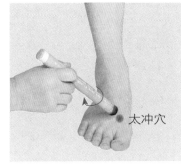

太冲穴

**5 回旋灸太冲穴疏肝理气**

用艾条回旋灸太冲穴20分钟，也可用隔姜灸。

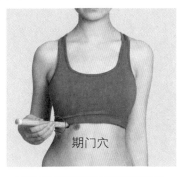

期门穴

**6 回旋灸期门穴活血化瘀**

用艾条回旋灸期门穴20分钟，也可用隔姜灸或悬提灸。

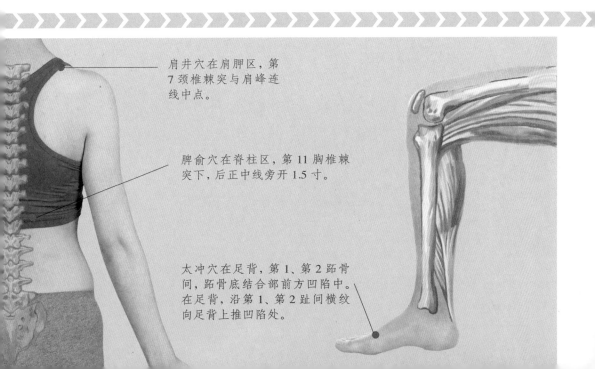

肩井穴在肩胛区，第7颈椎棘突与肩峰连线中点。

脾俞穴在脊柱区，第11胸椎棘突下，后正中线旁开1.5寸。

太冲穴在足背，第1、第2跖骨间，跖骨底结合部前方凹陷中。在足背，沿第1、第2趾间横纹向足背上推凹陷处。

# 产后抑郁

患者最突出的症状是持久的情绪低落，表现为表情阴郁、无精打采、困倦、易流泪和哭泣。对日常活动缺乏兴趣，意志活动减低，很难专心致志地工作，伴随失眠、头痛、身痛、头昏、眼花、耳鸣等躯体症状。温度会影响心情，所以体寒也会导致抑郁症。

**30**

每穴 30 分钟
每天 1 次
10 天 1 疗程
灸至情绪缓解
失眠头晕减轻

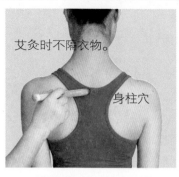

艾灸时不隔衣物。

身柱穴

**1 悬提灸身柱穴循环气血**
用艾条悬提灸身柱穴 20 分钟，也可用隔姜灸。

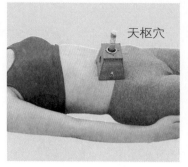

天枢穴

**2 艾盒灸天枢穴温补脾胃**
用艾盒灸天枢穴 20 分钟，也可用隔姜灸或悬提灸。

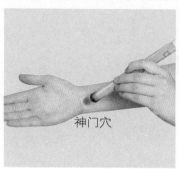

神门穴

**3 悬提灸神门穴安心除烦**
用艾条悬提灸神门穴 20 分钟，也可用隔姜灸。

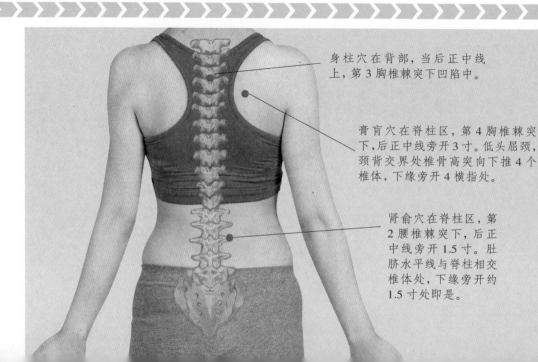

身柱穴在背部，当后正中线上，第 3 胸椎棘突下凹陷中。

膏肓穴在脊柱区，第 4 胸椎棘突下，后正中线旁开 3 寸。低头屈颈，颈背交界处椎骨高突向下推 4 个椎体，下缘旁开 4 横指处。

肾俞穴在脊柱区，第 2 腰椎棘突下，后正中线旁开 1.5 寸。肚脐水平线与脊柱相交椎体处，下缘旁开约 1.5 寸处即是。

## 艾灸时出现的情况

- 困倦无力
- 情绪逐渐平和
- 头晕失眠等症状消失

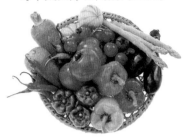

要注意营养均衡。同时，每个艾灸疗程间隔两三天。

## 出现这些情况的解决办法

产妇身体虚弱，中气不足，艾灸后部分气血转化成乳汁，若后期营养不足，可能会有困倦无力感。注意补充营养，坚持艾灸。艾灸能改善心脾两虚，瘀血内阻，肝气郁结，使情绪得到舒缓。

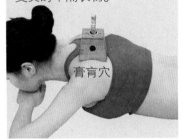

艾灸时不隔衣物。

膏肓穴

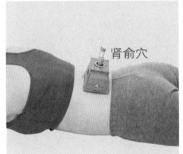

肾俞穴

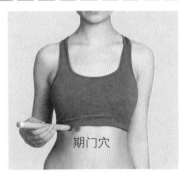

期门穴

**4 艾盒灸膏肓穴助阳补虚**
用艾盒灸膏肓穴20分钟，也可用隔姜灸或悬提灸。

**5 艾盒灸肾俞穴除寒强身**
用艾盒灸肾俞穴20分钟，也可用隔姜灸或悬提灸。

**6 悬提灸期门穴疏肝解郁**
用艾条悬提灸期门穴20分钟，也可用隔姜灸或艾盒灸。

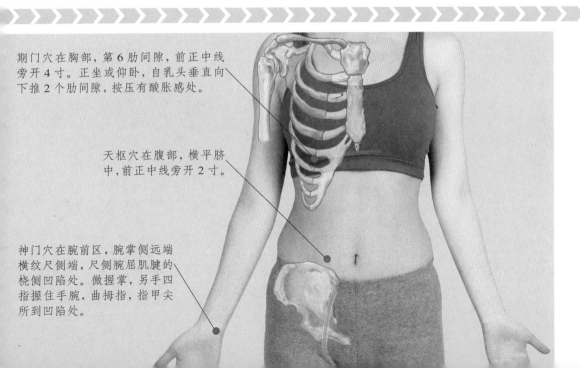

期门穴在胸部，第6肋间隙，前正中线旁开4寸。正坐或仰卧，自乳头垂直向下推2个肋间隙，按压有酸胀感处。

天枢穴在腹部，横平脐中，前正中线旁开2寸。

神门穴在腕前区，腕掌侧远端横纹尺侧端，尺侧腕屈肌腱的桡侧凹陷处。微握掌，另手四指握住手腕，曲拇指，指甲尖所到凹陷处。

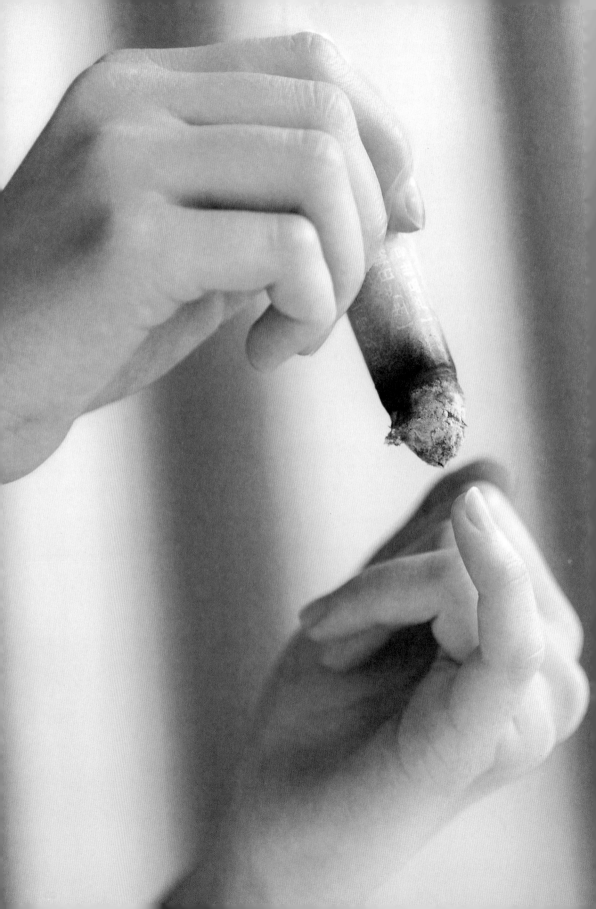

# 第七章

# 男人补肾壮阳
# 最宜艾灸

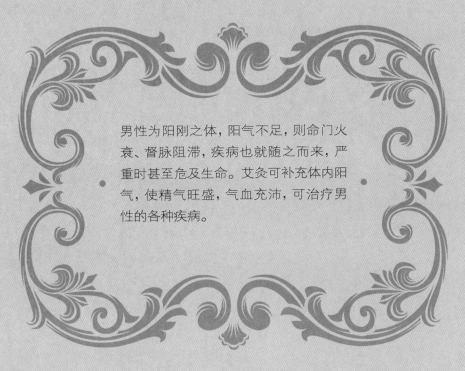

男性为阳刚之体，阳气不足，则命门火衰、督脉阻滞，疾病也就随之而来，严重时甚至危及生命。艾灸可补充体内阳气，使精气旺盛，气血充沛，可治疗男性的各种疾病。

# 男性不育症

夫妇婚后2年,有生育愿望,未采取避孕措施而未孕育。或曾有孕育而后2年以上再未有孕育为不育症。中医认为,肾主生殖,主二阴,生精血。肾虚则性功能障碍,精清、精冷、精少而难生育。肝肾同源,肝经络阴器,肝阴亏损则精少,肝经湿热则伤精而无子女。

**15**

每穴 15 分钟
每天 1 次
5 天 1 疗程
灸至性功能恢复
正常
身体状况改善

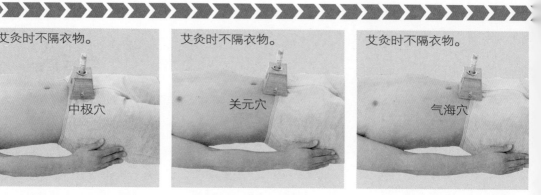

艾灸时不隔衣物。

中极穴

艾灸时不隔衣物。

关元穴

艾灸时不隔衣物。

气海穴

**1** 艾盒灸中极穴疏经活络
用艾盒灸中极穴 15 分钟,也可用悬提灸或隔姜灸。

**2** 艾盒灸关元穴益肾气,补肾生精
用艾盒灸关元穴 15 分钟,也可用悬提灸或隔姜灸。

**3** 艾盒灸气海穴益肾固精
用艾盒灸气海穴 15 分钟,也可用悬提灸或隔姜灸。

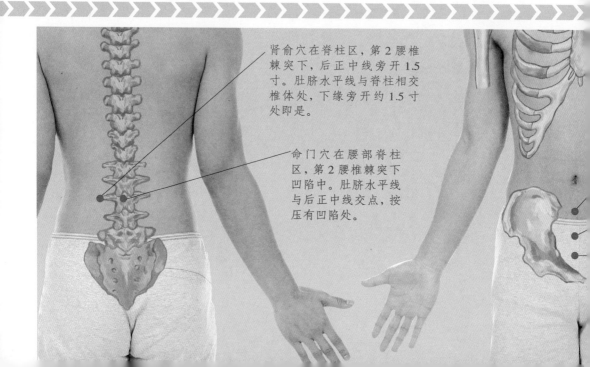

肾俞穴在脊柱区,第 2 腰椎棘突下,后正中线旁开 1.5寸。肚脐水平线与脊柱相交椎体处,下缘旁开约 1.5 寸处即是。

命门穴在腰部脊柱区,第 2 腰椎棘突下凹陷中。肚脐水平线与后正中线交点,按压有凹陷处。

### 艾灸时出现的情况

- 面色潮红
- 生殖功能恢复正常
- 发热上火

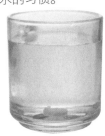

平时也要养成多喝水的习惯。

### 出现这些情况的解决办法

艾灸能祛水湿，补肾阳、脾阳，升肝脾，通血瘀，持之以恒，症状就可改善。艾灸后，有些人会面色潮红，并感觉喉咙干涩疼痛。这是艾灸后的正常反应，艾灸后可以喝一些温水。

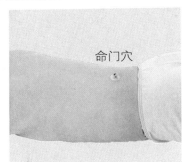

命门穴

**4** 隔姜灸命门穴补肾填精

隔姜灸命门穴 10~15 壮，也可用悬提灸或艾盒灸。

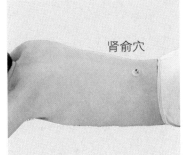

肾俞穴

**5** 隔姜灸肾俞穴除寒强身

隔姜灸肾俞穴 10~15 壮，也可用悬提灸或艾盒灸。

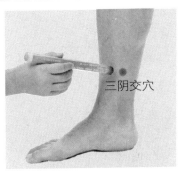

三阴交穴

**6** 悬提灸三阴交穴健脾和胃

用艾条悬提灸三阴交穴 15 分钟，也可用隔姜灸。

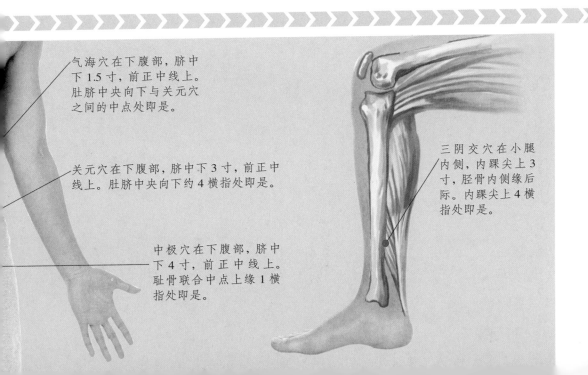

气海穴在下腹部，脐中下 1.5 寸，前正中线上。肚脐中央向下与关元穴之间的中点处即是。

关元穴在下腹部，脐中下 3 寸，前正中线上。肚脐中央向下约 4 横指处即是。

中极穴在下腹部，脐中下 4 寸，前正中线上。耻骨联合中点上缘 1 横指处即是。

三阴交穴在小腿内侧，内踝尖上 3 寸，胫骨内侧缘后际。内踝尖上 4 横指处即是。

# 前列腺增生

发生原因比较复杂，不注意饮食、性生活过多、憋尿、久坐、便秘等都可诱发此病。为此，要养成良好的生活习惯。中医认为前列腺增生主要与肾阳虚有关。肾阳不足，导致气血运行不畅，甚至气滞血瘀，影响前列腺的功能，久而久之则导致此病发生。

**15**

每穴 15 分钟
每天 1 次
7 天 1 疗程
灸至排尿正常

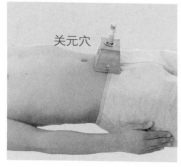

关元穴

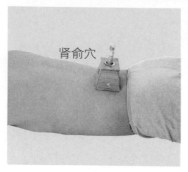

肾俞穴

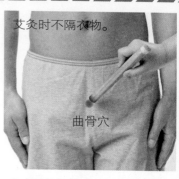

艾灸时不隔衣物。

曲骨穴

**1** 艾盒灸关元穴益肾气，补肾生精

用艾盒灸关元穴 15 分钟，也可用悬提灸或隔姜灸。

**2** 艾盒灸肾俞穴除寒强身

用艾盒灸肾俞穴 15 分钟，也可用悬提灸或隔姜灸。

**3** 悬提灸曲骨穴除湿通络

用艾条悬提灸曲骨穴 15 分钟，也可用隔姜灸。

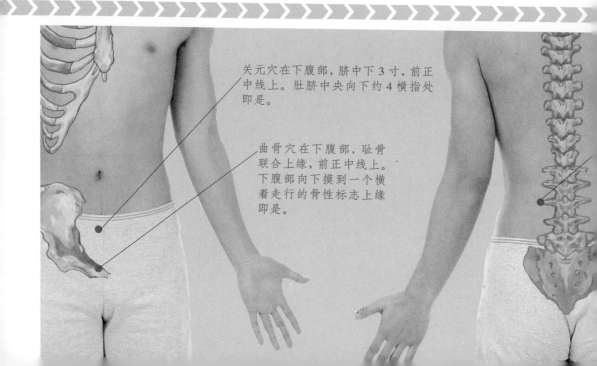

关元穴在下腹部，脐中下 3 寸，前正中线上。肚脐中央向下约 4 横指处即是。

曲骨穴在下腹部，耻骨联合上缘，前正中线上。下腹部向下摸到一个横着走行的骨性标志上缘即是。

### 艾灸时出现的情况

- 排尿逐渐正常
- 出现尿潴留

饮酒会加重前列腺体充血，加重增生程度。

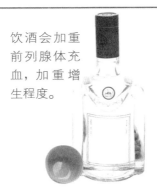

### 出现这些情况的解决办法

出现尿潴留可能是服用了某些药物导致情况加重，如服用感冒药，饮酒。某些抗过敏药，如非那根、扑尔敏也可引发排尿困难，可服阿司咪唑。艾灸能温肾通腑、活血通络,改善不适。

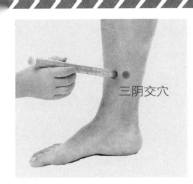

三阴交穴

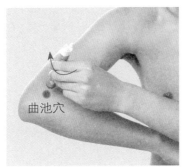

曲池穴

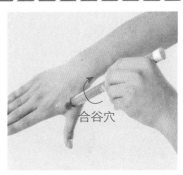

合谷穴

## 4 悬提灸三阴交穴健脾和胃

用艾条悬提灸三阴交穴15分钟，也可用隔姜灸。

## 5 回旋灸曲池穴祛除风湿、调理气血

用艾条回旋灸曲池穴15分钟，也可用悬提灸或隔姜灸。

## 6 回旋灸合谷穴清利湿热

用艾条回旋灸合谷穴15分钟，也可用悬提灸。

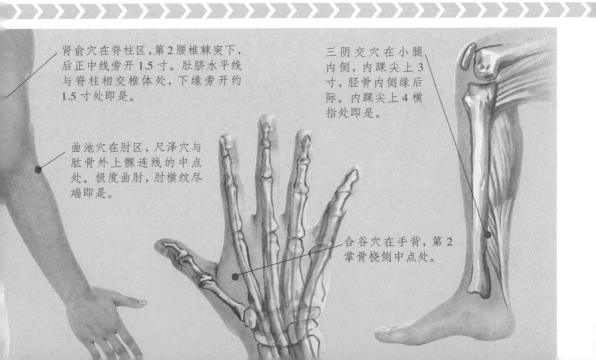

肾俞穴在脊柱区，第2腰椎棘突下，后正中线旁开1.5寸。肚脐水平线与脊柱相交椎体处，下缘旁开约1.5寸处即是。

三阴交穴在小腿内侧，内踝尖上3寸，胫骨内侧缘后际。内踝尖上4横指处即是。

曲池穴在肘区，尺泽穴与肱骨外上髁连线的中点处。极度曲肘，肘横纹尽端即是。

合谷穴在手背，第2掌骨桡侧中点处。

# 前列腺炎

青中年男子较常见，临床多为慢性盆腔疼痛综合征，即小腹、会阴、肛周痛痒。急性期出现寒战、发热、会阴及下背部酸痛、尿频、尿痛及终末血尿等。与外感湿热毒邪、内伤酒食、纵欲无度均有关系。中气不足、肾阴亏虚、肾阳耗损过度等是主要原因。

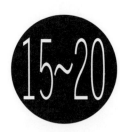

**15~20**

每穴 15~20 分钟
每天 1 次
7 天 1 疗程
灸至前列腺区域
不适减少
排尿通畅

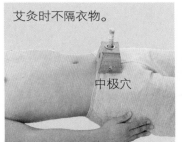

中极穴

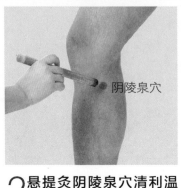

阴陵泉穴

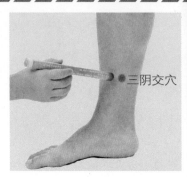

三阴交穴

艾灸时不隔衣物。

## 1 艾盒灸中极穴疏经活络

用艾盒灸中极穴 20 分钟，也可用悬提灸或隔姜灸。

## 2 悬提灸阴陵泉穴清利湿热、益肾调经

用艾条悬提灸阴陵泉穴 20 分钟，也可用隔姜灸。

## 3 悬提灸三阴交穴健脾和胃

用艾条悬提灸三阴交穴 20 分钟，也可用隔姜灸。

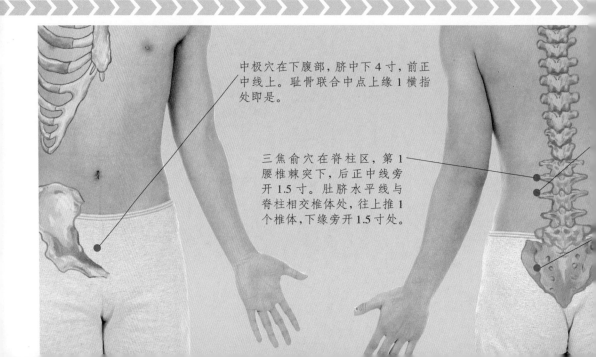

中极穴在下腹部，脐中下 4 寸，前正中线上。耻骨联合中点上缘 1 横指处即是。

三焦俞穴在脊柱区，第 1 腰椎棘突下，后正中线旁开 1.5 寸。肚脐水平线与脊柱相交椎体处，往上推 1 个椎体，下缘旁开 1.5 寸处。

## 艾灸时出现的情况

- 炎症反应缓解
- 排尿正常
- 口干舌燥

多喝水，能稀释尿液，减少对前列腺的刺激。

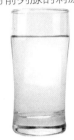

## 出现这些情况的解决办法

艾灸能清热利湿，温肾化气，改善不适。口干可能是为了控制排尿而控制饮水，造成水分不足。需及时补充水分，浓度高的尿液会对前列腺产生刺激，长期不良的刺激对前列腺有害。

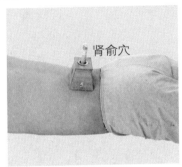

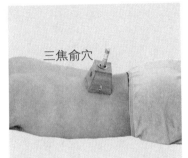

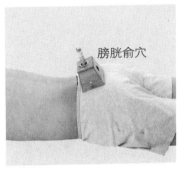

### 4 艾盒灸肾俞穴除寒强身

用艾盒灸肾俞穴 15 分钟，也可用悬提灸或隔姜灸。

### 5 艾盒灸三焦俞穴补肾填精

用艾盒灸三焦俞穴 15 分钟，也可用悬提灸或隔姜灸。

### 6 艾盒灸膀胱俞穴清热利湿，通经活络

用艾盒灸膀胱俞穴 15 分钟，也可用悬提灸或隔姜灸。

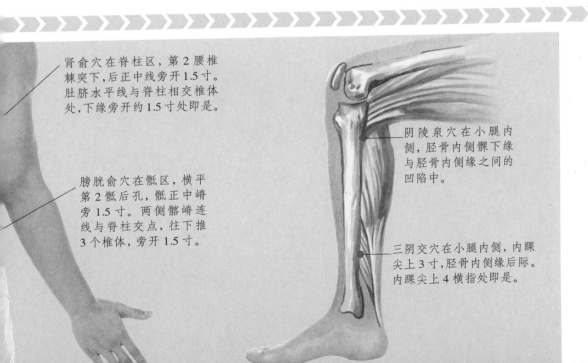

肾俞穴在脊柱区，第 2 腰椎棘突下，后正中线旁开 1.5 寸。肚脐水平线与脊柱相交椎体处，下缘旁开约 1.5 寸处即是。

膀胱俞穴在骶区，横平第 2 骶后孔，骶正中嵴旁 1.5 寸。两侧髂嵴连线与脊柱交点，往下推 3 个椎体，旁开 1.5 寸。

阴陵泉穴在小腿内侧，胫骨内侧髁下缘与胫骨内侧缘之间的凹陷中。

三阴交穴在小腿内侧，内踝尖上 3 寸，胫骨内侧缘后际。内踝尖上 4 横指处即是。

# 尿频、小便失禁

尿频、小便失禁的根本原因在于肾气不足。肾气不足时，膀胱的气化作用失职，约束无能，小便常常淋漓不止。尿频、尿失禁一般发生于年老体弱者或久病之人。心与小肠相表里，心气足就能固摄住水液，心气不足时，固摄无力会导致尿频、尿失禁。

**15**

每穴 15 分钟
每天 1 次
7 天 1 疗程
灸至排便次数正常
能够控制小便

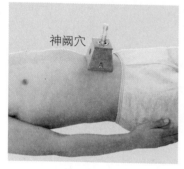

神阙穴

## 1 艾盒灸神阙穴温阳固涩
用艾盒灸神阙穴 15 分钟，也可用悬提灸或隔姜灸。

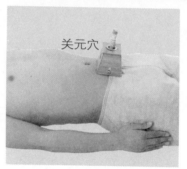

关元穴

## 2 艾盒灸关元穴补肾益气
用艾盒灸关元穴 15 分钟，也可用悬提灸或隔姜灸。

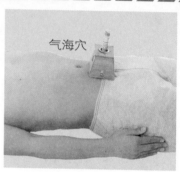

气海穴

## 3 艾盒灸气海穴益肾固精
用艾盒灸气海穴 15 分钟，也可用悬提灸或隔姜灸。

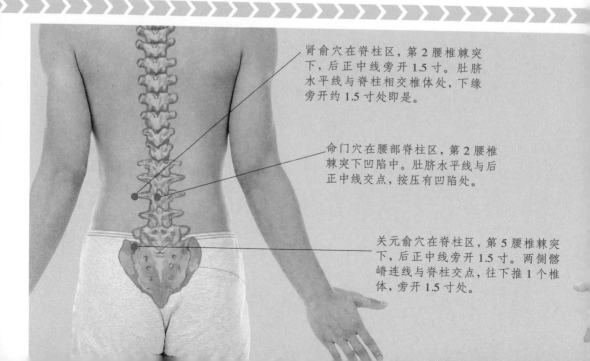

肾俞穴在脊柱区，第 2 腰椎棘突下，后正中线旁开 1.5 寸。肚脐水平线与脊柱相交椎体处，下缘旁开约 1.5 寸处即是。

命门穴在腰部脊柱区，第 2 腰椎棘突下凹陷中。肚脐水平线与后正中线交点，按压有凹陷处。

关元俞穴在脊柱区，第 5 腰椎棘突下，后正中线旁开 1.5 寸。两侧髂嵴连线与脊柱交点，往下推 1 个椎体，旁开 1.5 寸处。

## 艾灸时出现的情况

- 排尿控制能力逐渐恢复
- 排尿次数减少
- 憋尿

平时可以多做仰卧起坐等收缩腹肌的运动。

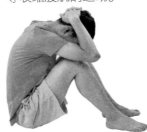

## 出现这些情况的解决办法

艾灸能补益肾气，提升中气，增强水液固摄功能。由于害怕尿液不自主排出，沾湿床褥或衣裤，往往精神负担重，憋尿，长此以往会诱发精神性遗尿，听到水声或看到厕所，尿液便迫不及待地排出。

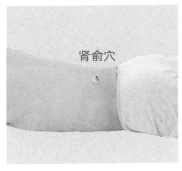

肾俞穴

**4 隔姜灸肾俞穴除寒强身**

隔姜灸肾俞穴 10~15 壮，也可用悬提灸或艾盒灸。

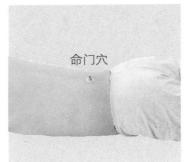

命门穴

**5 隔姜灸命门穴补肾填精**

隔姜灸命门穴 10~15 壮，也可用悬提灸或艾盒灸。

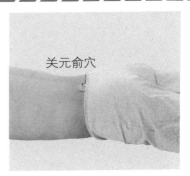

关元俞穴

**6 隔姜灸关元俞穴理下焦、化积滞**

隔姜灸关元俞穴 10~15 壮，也可用悬提灸或艾盒灸。

神阙穴在脐区，肚脐中央即是。

气海穴在下腹部，脐中下 1.5 寸，前正中线上。肚脐中央向下与关元穴之间的中点处即是。

关元穴在下腹部，脐中下 3 寸，前正中线上。肚脐中央向下约 4 横指处即是。

# 早泄

中医认为早泄主要原因在肾。肾主藏精。若是肾阴不足，导致虚火旺盛，则虚火可扰动精室，导致肾精不藏，由此出现早泄。另外，肾气不足，也会影响到肾精的封藏功能，诱发此病。对于早泄，可从滋肾阴、补肾气两方面着手来进行调理。

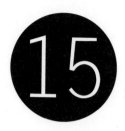

每穴 15 分钟
每天 1 次
10 天 1 疗程
灸至性功能恢复正常

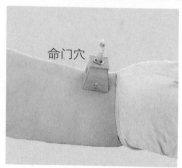

## 1 艾盒灸肾俞穴除寒强身

用艾盒灸肾俞穴 15 分钟，也可用悬提灸或隔姜灸。

## 2 艾盒灸命门穴补肾填精

用艾盒灸命门穴 15 分钟，也可用悬提灸或隔姜灸。

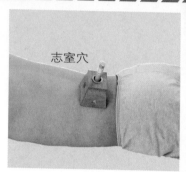

## 3 艾盒灸志室穴益肾气、固肾精

用艾盒灸志室穴 15 分钟，也可用悬提灸或隔姜灸。

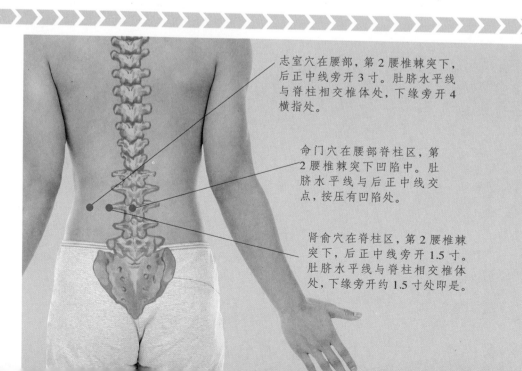

志室穴在腰部，第 2 腰椎棘突下，后正中线旁开 3 寸。肚脐水平线与脊柱相交椎体处，下缘旁开 4 横指处。

命门穴在腰部脊柱区，第 2 腰椎棘突下凹陷中。肚脐水平线与后正中线交点，按压有凹陷处。

肾俞穴在脊柱区，第 2 腰椎棘突下，后正中线旁开 1.5 寸。肚脐水平线与脊柱相交椎体处，下缘旁开约 1.5 寸处即是。

## 艾灸时出现的情况

- 性功能改善较小
- 疲乏
- 性功能恢复正常

可用五倍子等配成熏洗药方，对患处进行熏洗。

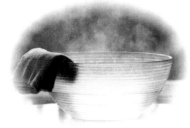

### 出现这些情况的解决办法

可能由于患者心理压力较大，导致早泄，甚至影响勃起能力。要消除患者焦虑、不安、自罪感等异常心理，建立信心。灸火的温和热力及药物作用，温通经脉、调和气血，能改善病情。

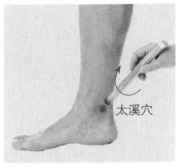

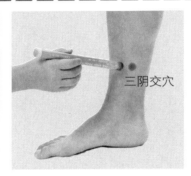

三阴交穴

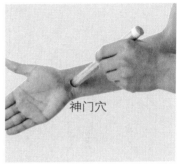

神门穴

太溪穴

**4 回旋灸太溪穴益肾清热安神**

用艾条回旋灸太溪穴15分钟，也可用悬提灸或隔姜灸。

**5 悬提灸三阴交穴调补肝肾**

用艾条悬提灸三阴交穴15分钟，也可用隔姜灸。

**6 悬提灸神门穴安心除烦**

用艾条悬提灸神门穴15分钟，也可用隔姜灸。

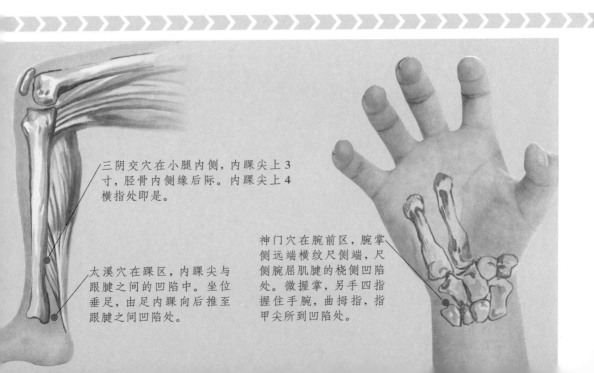

三阴交穴在小腿内侧，内踝尖上3寸，胫骨内侧缘后际。内踝尖上4横指处即是。

太溪穴在踝区，内踝尖与跟腱之间的凹陷中。坐位垂足，由足内踝向后推至跟腱之间凹陷处。

神门穴在腕前区，腕掌侧远端横纹尺侧端，尺侧腕屈肌腱的桡侧凹陷处。微握掌，另手四指握住手腕，曲拇指，指甲尖所到凹陷处。

# 遗精

遗精以不因性交而精液频繁遗泄为主要表现，伴有头昏，耳鸣，健忘，心悸，失眠，腰酸腿软，精神萎靡等症状。多因情志失调、饮食失节、房劳过度等引起。病机有心肾不交、君相火旺；湿热下注、疏泄失度；劳伤心脾、气不摄精；肾虚不藏、精关不固等。

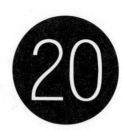

**20**

每穴 20 分钟
每天 1 次
7 天 1 疗程
灸至遗精情况减轻
头昏耳鸣消失

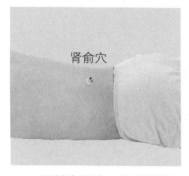

## 1 隔姜灸肾俞穴补肾填精

隔姜灸肾俞穴 5~10 壮，也可用悬提灸或艾盒灸。

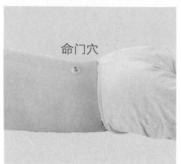

## 2 隔姜灸命门穴固摄冲任

隔姜灸命门穴 5~10 壮，也可用悬提灸或艾盒灸。

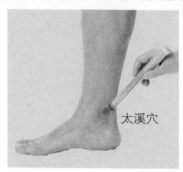

## 3 悬提灸太溪穴益肾清热安神

用艾条悬提灸太溪穴 20 分钟，也可用隔姜灸。

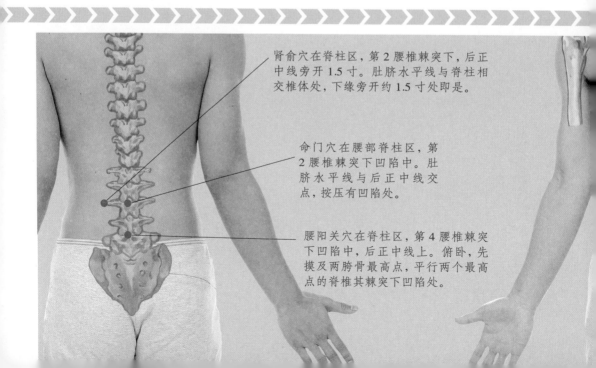

肾俞穴在脊柱区，第 2 腰椎棘突下，后正中线旁开 1.5 寸。肚脐水平线与脊柱相交椎体处，下缘旁开约 1.5 寸处即是。

命门穴在腰部脊柱区，第 2 腰椎棘突下凹陷中。肚脐水平线与后正中线交点，按压有凹陷处。

腰阳关穴在脊柱区，第 4 腰椎棘突下凹陷中，后正中线上。俯卧，先摸及两胯骨最高点，平行两个最高点的脊椎其棘突下凹陷处。

### 艾灸时出现的情况

· 遗精次数减少
· 体质改善
· 遗精次数增多

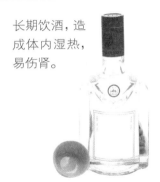

长期饮酒，造成体内湿热，易伤肾。

### 出现这些情况的解决办法

艾灸能扶阳助阳，阳气足了，身体各方面就会发生良性变化。遗精次数增多可能由于饮食不节，醇酒厚味，造成身体湿热，扰动精室而致遗精。少饮酒，少吃肥厚甘腻及辛辣刺激性食物。

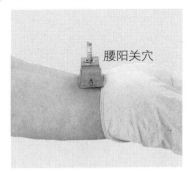

腰阳关穴

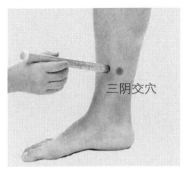

三阴交穴

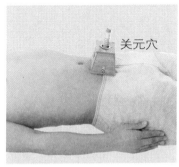

关元穴

**4** 艾盒灸腰阳关穴祛寒除湿
用艾盒灸腰阳关穴 20 分钟，也可用悬提灸或隔姜灸。

**5** 悬提灸三阴交穴调补肝肾
用艾条悬提灸三阴交穴 20 分钟，也可用隔姜灸。

**6** 艾盒灸关元穴培元固本
用艾盒灸关元穴 20 分钟，也可用悬提灸或隔姜灸。

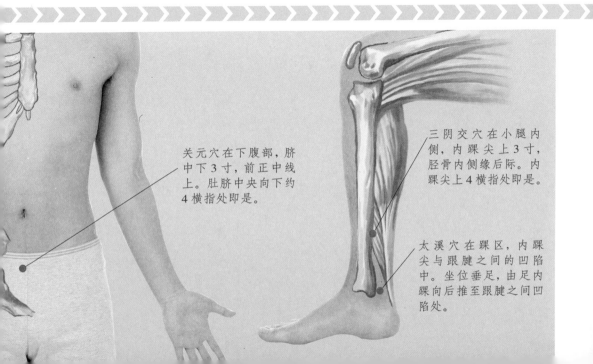

关元穴在下腹部，脐中下 3 寸，前正中线上。肚脐中央向下约 4 横指处即是。

三阴交穴在小腿内侧，内踝尖上 3 寸，胫骨内侧缘后际。内踝尖上 4 横指处即是。

太溪穴在踝区，内踝尖与跟腱之间的凹陷中。坐位垂足，由足内踝向后推至跟腱之间凹陷处。

# 阳痿

阳痿与精神因素、泌尿生殖器官病变均有关。气血不足，肾阳虚衰往往也是导致阳痿的主要原因。气血不足，则筋脉失养，导致勃起无力；肾阳亏虚，命门火衰，下元虚冷，生殖器失于温养，会导致阳痿。治疗时要注意放松心情，温补肾阳，补足命火。

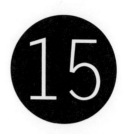

**15**

每穴 15 分钟
每天 1 次
10 天 1 疗程
灸至勃起功能恢复正常

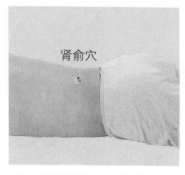

**1 隔姜灸肾俞穴除寒强身**

隔姜灸肾俞穴 5~10 壮，也可用悬提灸或艾盒灸。

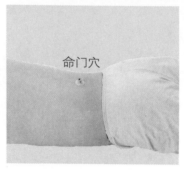

**2 隔姜灸命门穴补肾填精**

隔姜灸命门穴 5~10 壮，也可用悬提灸或艾盒灸。

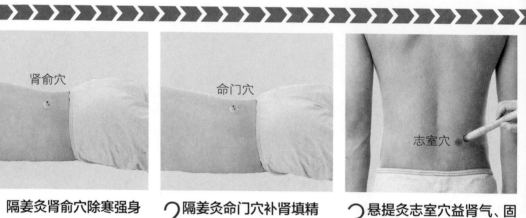

**3 悬提灸志室穴益肾气、固肾精**

用艾条悬提灸志室穴 15 分钟，也可用隔姜灸。

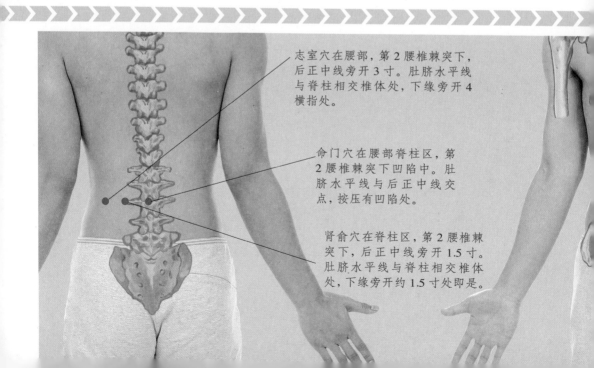

志室穴在腰部，第 2 腰椎棘突下，后正中线旁开 3 寸。肚脐水平线与脊柱相交椎体处，下缘旁开 4 横指处。

命门穴在腰部脊柱区，第 2 腰椎棘突下凹陷中。肚脐水平线与后正中线交点，按压有凹陷处。

肾俞穴在脊柱区，第 2 腰椎棘突下，后正中线旁开 1.5 寸。肚脐水平线与脊柱相交椎体处，下缘旁开约 1.5 寸处即是。

## 艾灸时出现的情况

- 勃起功能逐渐恢复
- 勃起功能恢复不佳

多做慢跑、散步或其他运动，能帮助改善症状。

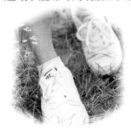

### 出现这些情况的解决办法

艾灸能提升人体阳气，起到壮阳作用。夫妻性生活时，男方紧张、激动，女方恐惧、羞涩，皆可能导致阳痿。这种性交失败是由于缺乏经验，不是病态，要互相理解、安慰，逐渐会有好转。

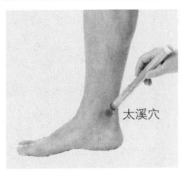

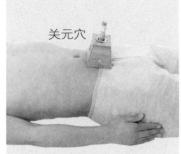

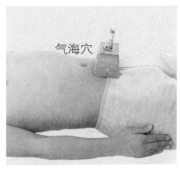

### 4 悬提灸太溪穴益肾清热安神

用艾条悬提灸太溪穴15分钟，也可用回旋灸。

### 5 艾盒灸关元穴益肾气，补肾生精

用艾盒灸关元穴15分钟，也可用悬提灸或隔姜灸。

### 6 艾盒灸气海穴益肾气补虚损

用艾盒灸气海穴15分钟，也可用悬提灸或隔姜灸。

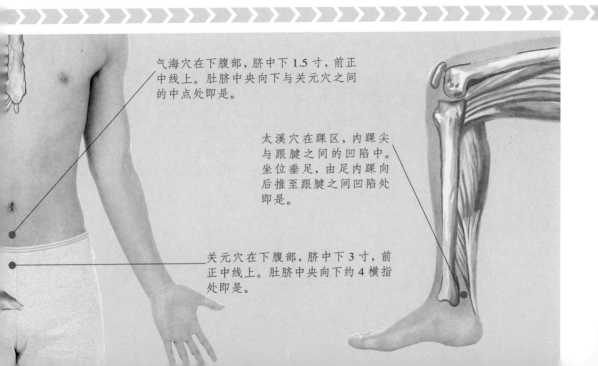

气海穴在下腹部，脐中下1.5寸，前正中线上。肚脐中央向下与关元穴之间的中点处即是。

太溪穴在踝区，内踝尖与跟腱之间的凹陷中。坐位垂足，由足内踝向后推至跟腱之间凹陷处即是。

关元穴在下腹部，脐中下3寸，前正中线上。肚脐中央向下约4横指处即是。

# 无精症

经3次以上精液检查均未发现精子者，称为无精症。临床上分为真无精子和假无精子两种类型。前者指睾丸不能产生精子，后者指睾丸能产生精子，但因输精道阻塞而精子不能正常排出。中医认为，本病多因先天禀赋不足或后天虚损太过所致。

**20**

每穴20分钟
每天1次
7天1疗程
灸至生精功能正常
性功能恢复正常

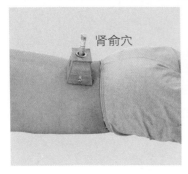

肾俞穴

**1** 艾盒灸肾俞穴补肾填精

用艾盒灸肾俞穴20分钟，也可用悬提灸或隔姜灸。

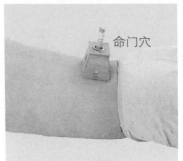

命门穴

**2** 艾盒灸命门穴温补肾阳

用艾盒灸命门穴20分钟，也可用悬提灸或隔姜灸。

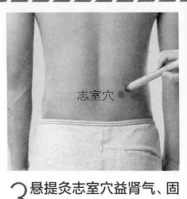

志室穴

**3** 悬提灸志室穴益肾气、固肾精

用艾条悬提灸志室穴20分钟，也可用隔姜灸。

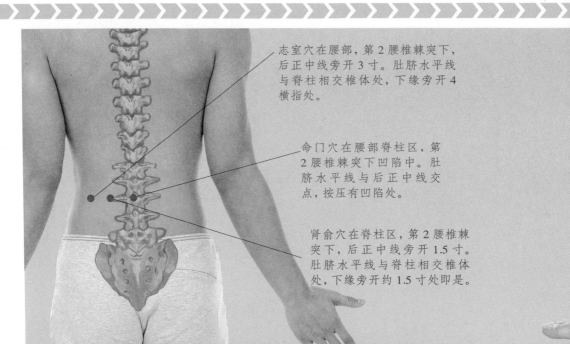

志室穴在腰部，第2腰椎棘突下，后正中线旁开3寸。肚脐水平线与脊柱相交椎体处，下缘旁开4横指处。

命门穴在腰部脊柱区，第2腰椎棘突下凹陷中。肚脐水平线与后正中线交点，按压有凹陷处。

肾俞穴在脊柱区，第2腰椎棘突下，后正中线旁开1.5寸。肚脐水平线与脊柱相交椎体处，下缘旁开约1.5寸处即是。

## 艾灸时出现的情况

· 排精功能恢复正常
· 身体状态改善
· 排精功能依然没有恢复

经常吸烟的人不完整的精子数比正常男性要高。

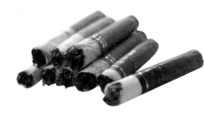

### 出现这些情况的解决办法

艾灸能补肾添精、活血化瘀、升阳举陷。排精功能未改善可能是由于吸烟、饮酒。每天吸烟一包以上的男人，比不吸烟者的精子活力弱。戒烟后注意不要焦躁，否则会使睾丸激素下降。

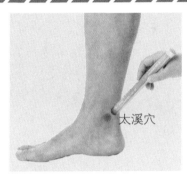
太溪穴

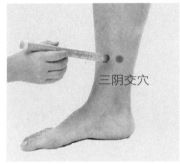
三阴交穴

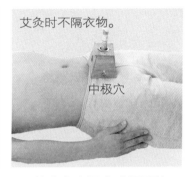
艾灸时不隔衣物。
中极穴

### 4 悬提灸太溪穴益肾清热安神

用艾条悬提灸太溪穴 20 分钟，也可用隔姜灸。

### 5 悬提灸三阴交穴调补肝肾

用艾条悬提灸三阴交穴 20 分钟，也可用隔姜灸。

### 6 艾盒灸中极穴疏经活络

用艾盒灸中极穴 20 分钟，也可用悬提灸或隔姜灸。

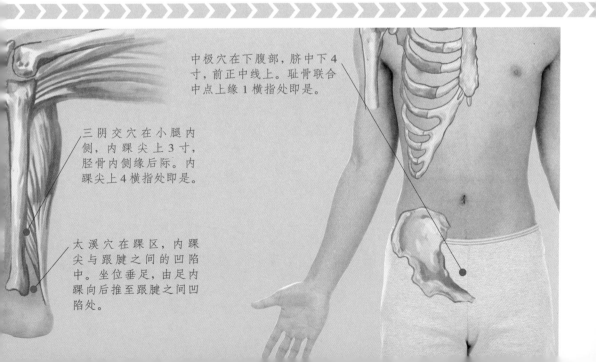

中极穴在下腹部，脐中下 4 寸，前正中线上。耻骨联合中点上缘 1 横指处即是。

三阴交穴在小腿内侧，内踝尖上 3 寸，胫骨内侧缘后际。内踝尖上 4 横指处即是。

太溪穴在踝区，内踝尖与跟腱之间的凹陷中。坐位垂足，由足内踝向后推至跟腱之间凹陷处。

# 男子性欲减退

已婚男子在较长一段时间内，出现明显对性生活要求减少或缺乏的现象。引起性欲低下的原因可以是器质性的，又可以是功能性的。年龄增长、身体虚弱、缺乏锻炼、睾丸酮水平降低或某些内分泌功能障碍、男性生殖系统疾病均可使性欲低下。青年与老年病因有区别。

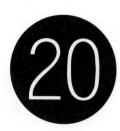

**20**

每穴 20 分钟
每天 1 次
5 天 1 疗程
灸至性欲恢复正常
生殖功能正常

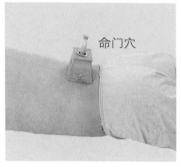

命门穴

**1 艾盒灸命门穴补肾壮阳**
用艾盒灸命门穴 20 分钟，也可用悬提灸或隔姜灸。

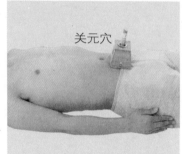

关元穴

**2 艾盒灸关元穴培补元气**
艾盒灸关元穴 20 分钟，也可用悬提灸或隔姜灸。

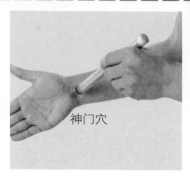

神门穴

**3 悬提灸神门穴安心除烦**
用艾条悬提灸神门穴 20 分钟，也可用回旋灸。

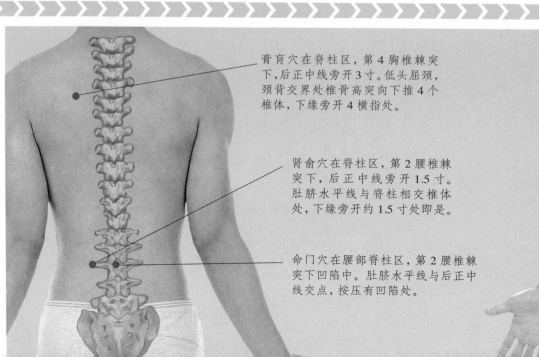

膏肓穴在脊柱区，第 4 胸椎棘突下，后正中线旁开 3 寸。低头屈颈，颈背交界处椎骨高突向下推 4 个椎体，下缘旁开 4 横指处。

肾俞穴在脊柱区，第 2 腰椎棘突下，后正中线旁开 1.5 寸。肚脐水平线与脊柱相交椎体处，下缘旁开约 1.5 寸处即是。

命门穴在腰部脊柱区，第 2 腰椎棘突下凹陷中。肚脐水平线与后正中线交点，按压有凹陷处。

## 艾灸时出现的情况

- 性欲恢复正常
- 勃起功能正常
- 失眠乏力

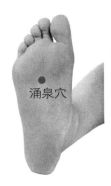

卷足，足底前 1/3 处可见有一凹陷处就是涌泉穴。

## 出现这些情况的解决办法

艾灸能填补冲任，协调阴阳，改善性欲低下。疲倦乏力是因为体质较差，阳气进入体内后，易产生疲倦感。如果在艾灸之前就有失眠的困扰，可试着灸涌泉穴，对改善失眠有效。

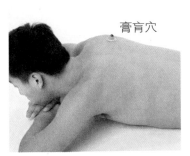

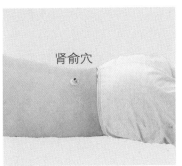

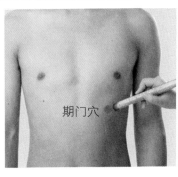

### 4 隔姜灸膏肓穴助阳补虚

隔姜灸膏肓穴 10~15 壮，也可用悬提灸或艾盒灸。

### 5 隔姜灸肾俞穴除寒强身

隔姜灸肾俞穴 10~15 壮，也可用悬提灸或艾盒灸。

### 6 悬提灸期门穴疏肝解郁

用艾条悬提灸期门穴 20 分钟，也可用回旋灸。

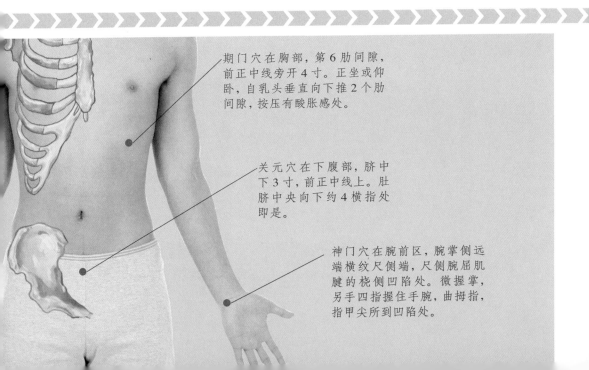

期门穴在胸部，第 6 肋间隙，前正中线旁开 4 寸。正坐或仰卧，自乳头垂直向下推 2 个肋间隙，按压有酸胀感处。

关元穴在下腹部，脐中下 3 寸，前正中线上。肚脐中央向下约 4 横指处即是。

神门穴在腕前区，腕掌侧远端横纹尺侧端，尺侧腕屈肌腱的桡侧凹陷处。微握掌，另手四指握住手腕，曲拇指，指甲尖所到凹陷处。

# 阴囊湿疹

阴囊湿疹局限于阴囊皮肤，有时延及肛门周围，少数可延至阴茎。瘙痒剧烈，皮疹呈多形性改变，易复发。发作常与气候环境变化、化学物质、过度精神紧张、生活节奏过快有关。中医称之为"湿毒疮"或"湿气疮"，为外感风（湿）等病邪，或脾虚湿困所致。

15~30

每穴 15~30 分钟
每天 1 次
10 天 1 疗程
灸至湿疹消失
瘙痒感减轻

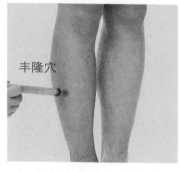

丰隆穴

## 1 悬提灸丰隆穴化痰降脂

用艾条悬提灸丰隆穴30分钟，也可用回旋灸或隔姜灸。

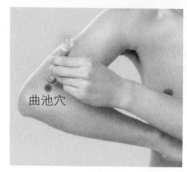

曲池穴

## 2 悬提灸曲池穴清利湿热

用艾条悬提灸曲池穴30分钟，也可用回旋灸或隔姜灸。

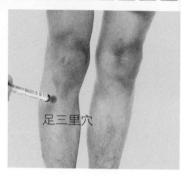

足三里穴

## 3 悬提灸足三里穴健脾和胃

用艾条悬提灸足三里穴30分钟，也可用回旋灸或隔姜灸。

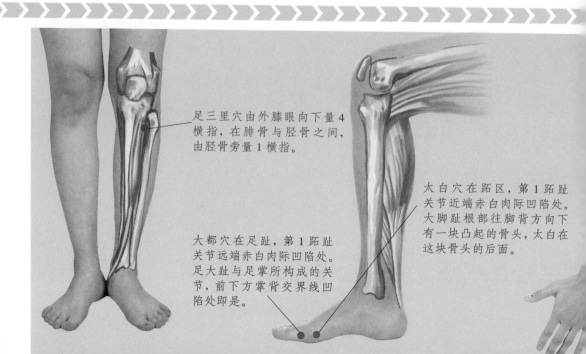

足三里穴由外膝眼向下量4横指，在腓骨与胫骨之间，由胫骨旁量1横指。

太白穴在跖区，第1跖趾关节近端赤白肉际凹陷处。大脚趾根部往脚背方向下有一块凸起的骨头，太白在这块骨头的后面。

大都穴在足趾，第1跖趾关节远端赤白肉际凹陷处。足大趾与足掌所构成的关节，前下方掌背交界线凹陷处即是。

## 艾灸时出现的情况

- 出现皮疹，发痒
- 出现水疱
- 湿疹消失，皮肤逐渐正常

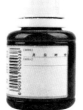

水疱较大可用消毒针刺破，清理干净后涂药保护。

## 出现这些情况的解决办法

体内湿气较重，灸治过程会出现小皮疹，且发痒。可继续施灸。出现水疱表明艾灸时间太长，应减少施灸次数或缩短单次艾灸时间。艾灸可消炎去湿，活血化瘀，症状改善是好转表现。

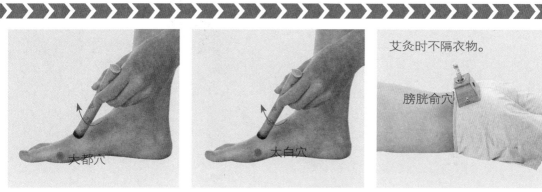

艾灸时不隔衣物。

大都穴

太白穴

膀胱俞穴

### 4 悬提灸大都穴健脾利湿

用艾条悬提灸大都穴30分钟，也可用回旋灸或隔姜灸。

### 5 悬提灸太白穴健脾和胃化湿

用艾条悬提灸太白穴30分钟，也可用回旋灸或隔姜灸。

### 6 艾盒灸膀胱俞穴清热利湿，通经活络

用艾盒灸膀胱俞穴15分钟，也可用悬提灸或隔姜灸。

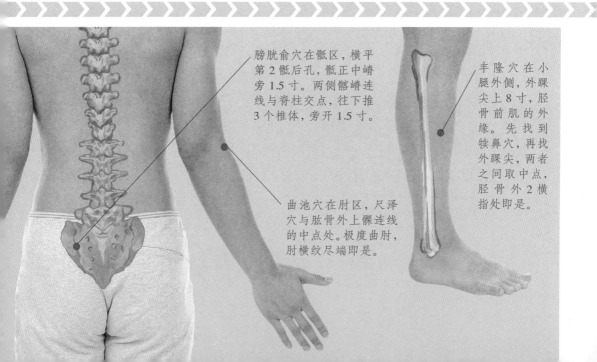

膀胱俞穴在骶区，横平第2骶后孔，骶正中嵴旁1.5寸。两侧髂嵴连线与脊柱交点，往下推3个椎体，旁开1.5寸。

曲池穴在肘区，尺泽穴与肱骨外上髁连线的中点处。极度曲肘，肘横纹尽端即是。

丰隆穴在小腿外侧，外踝尖上8寸，胫骨前肌的外缘。先找到犊鼻穴，再找外踝尖，两者之间取中点，胫骨外2横指处即是。

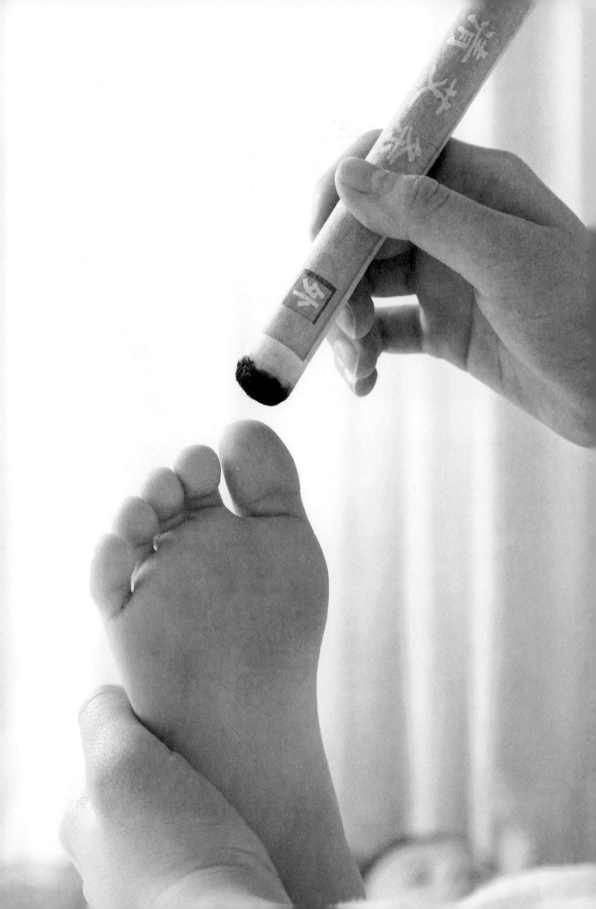

# 第八章

# 艾灸陪伴孩子
# 健康成长

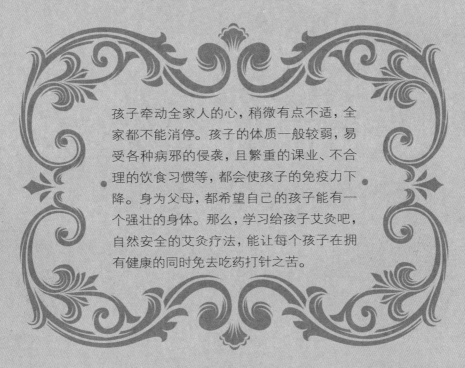

孩子牵动全家人的心，稍微有点不适，全家都不能消停。孩子的体质一般较弱，易受各种病邪的侵袭，且繁重的课业、不合理的饮食习惯等，都会使孩子的免疫力下降。身为父母，都希望自己的孩子能有一个强壮的身体。那么，学习给孩子艾灸吧，自然安全的艾灸疗法，能让每个孩子在拥有健康的同时免去吃药打针之苦。

# 小儿感冒

小孩经常感冒，根源在肺和脾。肺气能补益体表以抵抗外邪，不易受寒气或热气侵袭。而卫外功能薄弱，就易反复感冒。小孩的脾常不足。脾是气血的化生之源，脾失去运化能力后，就会导致肺气不足，这样孩子容易着凉或受热，引发感冒，而且迁延不愈。

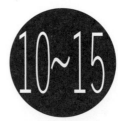

**10~15**

每穴 10~15 分钟
每天 1 次
3~5 天 1 疗程
灸至感冒症状消失
抵抗力增强

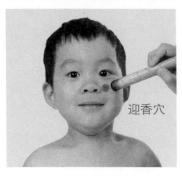

迎香穴

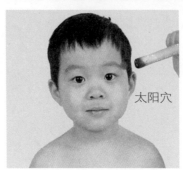

太阳穴

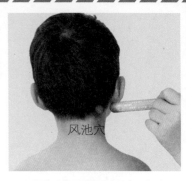

风池穴

**1 悬提灸迎香穴祛风通窍**
用艾条悬提灸迎香穴 10~15 分钟，也可用回旋灸或隔姜灸。

**2 悬提灸太阳穴疏风散寒**
用艾条悬提灸太阳穴 10~15 分钟，也可用回旋灸或隔姜灸。

**3 悬提灸风池穴理气止痛**
用艾条悬提灸风池穴 10~15 分钟，也可用回旋灸或隔姜灸。

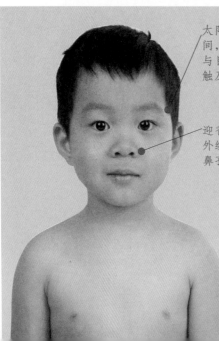

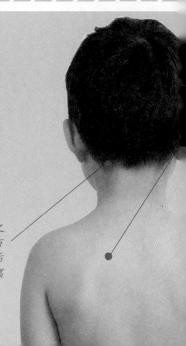

太阳穴在头部，眉梢与目外眦之间，向后约 1 寸的凹陷中。眉梢与目外眦连线中点向后 1 横指，触及一凹陷处即是。

迎香穴在面部，鼻翼外缘中点，鼻唇沟中。鼻孔旁边凹陷处。

风池穴在颈后区，枕骨之下，胸锁乳突肌上端与斜方肌上端之间的凹陷中。后头骨下两条大筋外缘陷窝中，与耳垂齐平处即是。

## 艾灸时出现的情况

- 不再咳嗽，呼吸正常
- 发热
- 咳嗽加重

根据气温变化，注意给孩子增减衣物。

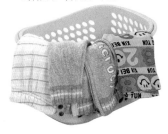

### 出现这些情况的解决办法

艾灸能宽胸理气、清肺止喘、舒畅心胸，改善感冒症状。发热可能是由于保暖措施没有做好再次受凉，要注意保暖，出汗后及时擦干。咳嗽加重要选用质量好的清艾条或无烟艾条。

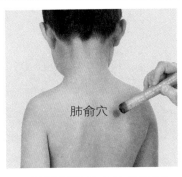

肺俞穴

**4 悬提灸肺俞穴补益肺气**

用艾条悬提灸肺俞穴10~15分钟，也可用艾盒灸或隔姜灸。

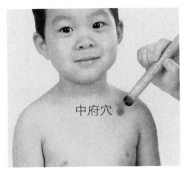

中府穴

**5 悬提灸中府穴化痰散结**

用艾条悬提灸中府穴10~15分钟，也可用艾盒灸或隔姜灸。

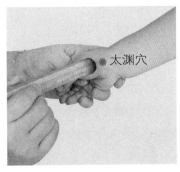

太渊穴

**6 悬提灸太渊穴通肺理血**

用艾条悬提灸太渊穴10~15分钟，也可用回旋灸或隔姜灸。

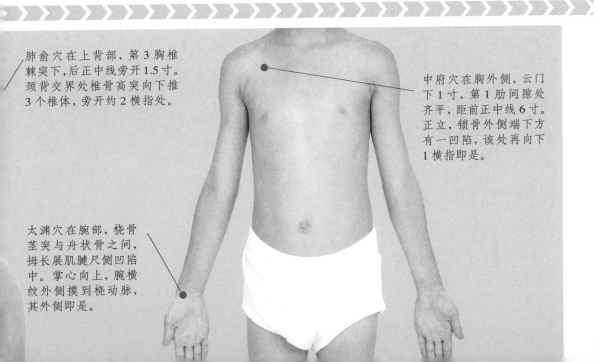

肺俞穴在上背部，第3胸椎棘突下，后正中线旁开1.5寸。颈背交界处椎骨高突向下推3个椎体，旁开约2横指处。

中府穴在胸外侧，云门下1寸，第1肋间隙处齐平，距前正中线6寸。正立，锁骨外侧端下方有一凹陷，该处再向下1横指即是。

太渊穴在腕部，桡骨茎突与舟状骨之间，拇长展肌腱尺侧凹陷中。掌心向上，腕横纹外侧摸到桡动脉，其外侧即是。

# 小儿便秘

小儿便秘以大便干燥坚硬，次数减少，间隔时间延长，甚或秘结不通为主要表现。小儿便秘与排便习惯不良、蔬菜吃得少、先天性肠道畸形、胃肠有热、阴虚火大等原因均有一定关系。平时要给小儿多喝水，让他们多吃蔬菜和水果，对于促进排便比较有帮助。

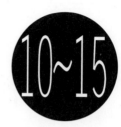

10~15

每穴 10~15 分钟
每天 1 次
5 天 1 疗程
灸至大便排泄正常

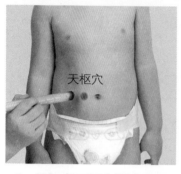

天枢穴

## 1 悬提灸天枢穴调中和胃

用艾条悬提灸天枢穴 10~15 分钟，也可用艾盒灸或隔姜灸。

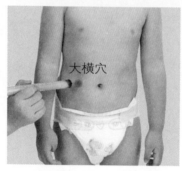

大横穴

## 2 悬提灸大横穴通调肠胃

用艾条悬提灸大横穴 10~15 分钟，也可用艾盒灸或隔姜灸。

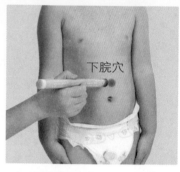

下脘穴

## 3 悬提灸下脘穴消积化滞

用艾条悬提灸下脘穴 10~15 分钟，也可用艾盒灸或隔姜灸。

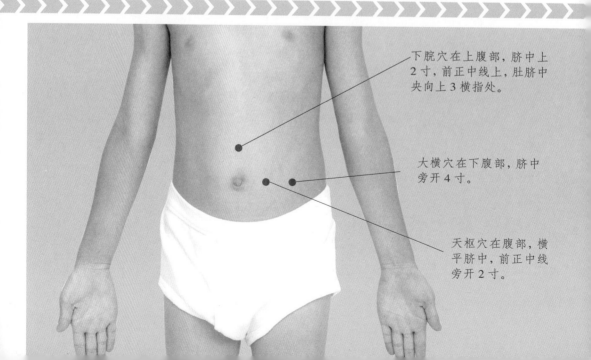

下脘穴在上腹部，脐中上 2 寸，前正中线上，肚脐中央向上 3 横指处。

大横穴在下腹部，脐中旁开 4 寸。

天枢穴在腹部，横平脐中，前正中线旁开 2 寸。

## 艾灸时出现的情况

- 腹部能够感觉到胃肠蠕动
- 有肠鸣音
- 大便干燥，排便不畅

平时适当给孩子吃一些富含膳食纤维的蔬果。

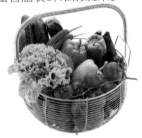

## 出现这些情况的解决办法

艾灸为身体补充元气，这时气血可以推动肠蠕动加快，而促使排便。肠鸣音是肠胃蠕动增强的信号，所以不必担心，可以继续艾灸。如果排便依然不畅，可以适量补充一些新鲜的水果和蔬菜。

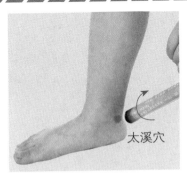

太溪穴

### 4 回旋灸太溪穴滋阴清热

用艾条回旋灸太溪穴10~15分钟，也可用悬提灸或隔姜灸。

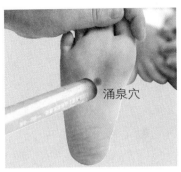

涌泉穴

### 5 悬提灸涌泉穴益肾滋阴

用艾条悬提灸涌泉穴10~15分钟，也可用回旋灸或隔姜灸。

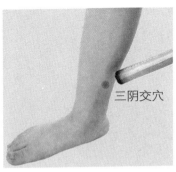

三阴交穴

### 6 悬提灸三阴交穴益气健脾

用艾条悬提灸三阴交穴10~15分钟，也可用回旋灸或隔姜灸。

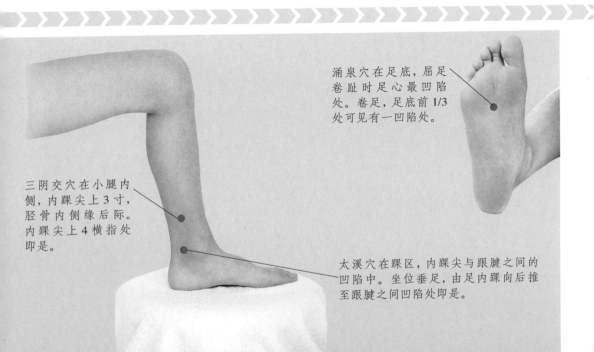

涌泉穴在足底，屈足卷趾时足心最凹陷处。卷足，足底前1/3处可见有一凹陷处。

三阴交穴在小腿内侧，内踝尖上3寸，胫骨内侧缘后际。内踝尖上4横指处即是。

太溪穴在踝区，内踝尖与跟腱之间的凹陷中。坐位垂足，由足内踝向后推至跟腱之间凹陷处即是。

# 小儿夜啼

小儿夜啼主要表现为小儿日间安静,夜间啼哭不安。主要由脾寒、心热、惊恐所致。脾寒腹痛是导致夜啼的常见原因。常由孕母素体虚寒、恣食生冷,胎禀不足,脾寒内生。或护理不当,腹部中寒,或用冷乳哺食,致寒邪内侵,凝滞气机,因痛而啼。

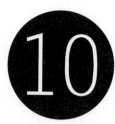

**10**

每穴 10 分钟
每天 1 次
5 天 1 疗程
灸至晚上睡眠良好
腹部温暖柔软

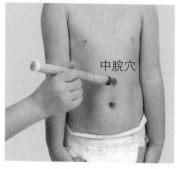

中脘穴

**1 悬提灸中脘穴和胃安神**
用艾条悬提灸中脘穴 10 分钟。

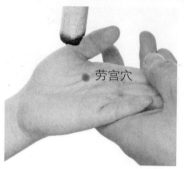

劳宫穴

**2 悬提灸劳宫穴清心安神**
用艾条悬提灸劳宫穴 10 分钟,也可用隔姜灸。

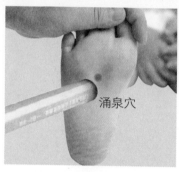

涌泉穴

**3 悬提灸涌泉穴滋阴益肾**
用艾条悬提灸涌泉穴 10 分钟,也可用回旋灸。

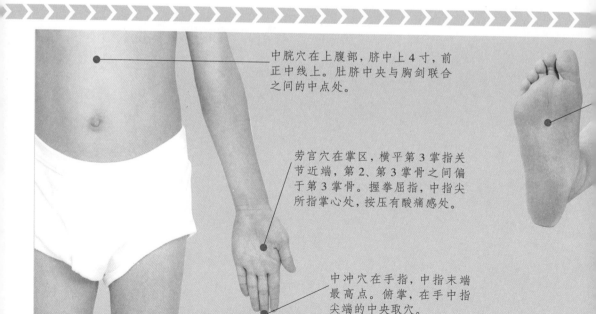

中脘穴在上腹部,脐中上 4 寸,前正中线上。肚脐中央与胸剑联合之间的中点处。

劳宫穴在掌区,横平第 3 掌指关节近端,第 2、第 3 掌骨之间偏于第 3 掌骨。握拳屈指,中指尖所指掌心处,按压有酸痛感处。

中冲穴在手指,中指末端最高点。俯掌,在手中指尖端的中央取穴。

### 艾灸时出现的情况

- 睡眠正常
- 不再哭闹
- 有腹痛呕吐等现象

由于饥饿、蚊虫叮咬等原因，孩子也会哭闹，先要判断是否为小儿夜啼。

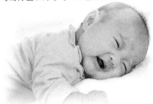

### 出现这些情况的解决办法

艾灸能够驱散寒气，帮助小儿培补脾肾，从而从根本上解决病因。家长要防止外界对小儿过度刺激，注意防寒保暖，也勿使衣被过热，乳母也要勿食辛辣、寒凉刺激性食物。

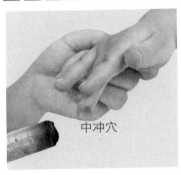

中冲穴

### 4 悬提灸中冲穴苏厥开窍、清心泻热

用艾条悬提灸中冲穴10分钟，也可用回旋灸。

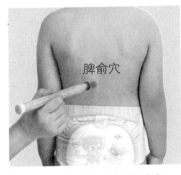

脾俞穴

### 5 悬提灸脾俞穴温补脾气

用艾条悬提灸脾俞穴10分钟，也可用艾盒灸或隔姜灸。

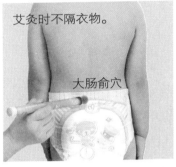

艾灸时不隔衣物。

大肠俞穴

### 6 悬提灸大肠俞穴调肠理气

用艾条悬提灸大肠俞穴10分钟，也可用艾盒灸或隔姜灸。

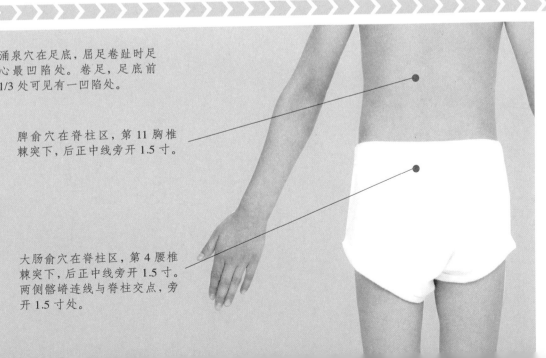

涌泉穴在足底，屈足卷趾时足心最凹陷处。卷足，足底前1/3处可见有一凹陷处。

脾俞穴在脊柱区，第11胸椎棘突下，后正中线旁开1.5寸。

大肠俞穴在脊柱区，第4腰椎棘突下，后正中线旁开1.5寸。两侧髂嵴连线与脊柱交点，旁开1.5寸处。

# 小儿哮喘

人的肺属于清虚之脏，而且小儿肺脏发育还不完全，所以不能承受外邪的侵袭。突然降温、饮食生冷等，都会使得肺部出现不适，引发哮喘。有的孩子体质天生就弱，脾肾两虚，肺不纳气。外界环境稍有变化，哮喘就会发作。小儿哮喘在春秋两季的发病率较高。

**15**

每穴 15 分钟
每天 1 次
7 天 1 疗程
灸至呼吸顺畅
不再打喷嚏

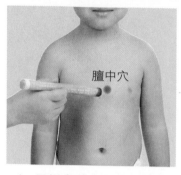

**1 悬提灸膻中穴宽胸理气**
用艾条悬提灸膻中穴15分钟，也可用艾盒灸或隔姜灸。

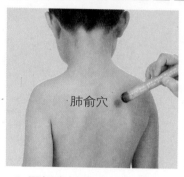

**2 悬提灸肺俞穴调补肺气**
用艾条悬提灸肺俞穴15分钟，也可用艾盒灸或隔姜灸。

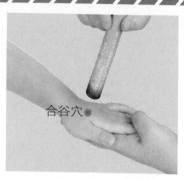

**3 悬提灸合谷穴清热解表**
用艾条悬提灸合谷穴5~10壮，也可用艾盒灸。

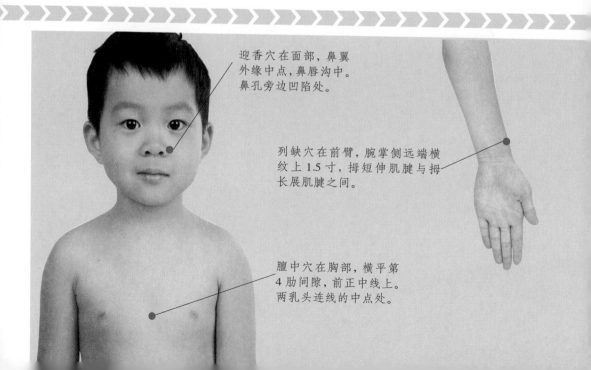

迎香穴在面部，鼻翼外缘中点，鼻唇沟中。鼻孔旁边凹陷处。

列缺穴在前臂，腕掌侧远端横纹上1.5寸，拇短伸肌腱与拇长展肌腱之间。

膻中穴在胸部，横平第4肋间隙，前正中线上。两乳头连线的中点处。

## 艾灸时出现的情况

- 呼吸逐渐正常
- 症状缓解较慢
- 咳嗽加重、流眼泪

如确定孩子患有哮喘，要及时查出过敏原。

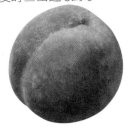

## 出现这些情况的解决办法

坚持艾灸，孩子免疫力会提高，元气得到修复，但过程缓慢，需持之以恒。如咳嗽加重、流眼泪，可选用质量好的清艾条或无烟艾条。尽量避免食用容易引起过敏反应的食物，如桃子、芋头等。

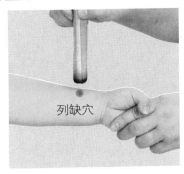

列缺穴

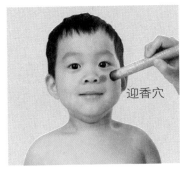

迎香穴

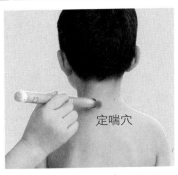

定喘穴

### 4 悬提灸列缺穴宣肺解表

用艾条悬提灸列缺穴10~15分钟，也可用隔姜灸。

### 5 悬提灸迎香穴祛风通窍

用艾条悬提灸迎香穴10~15分钟，也可用隔姜灸。

### 6 悬提灸定喘穴化痰定喘

用艾条悬提灸定喘穴10~15分钟，也可用艾盒灸或隔姜灸。

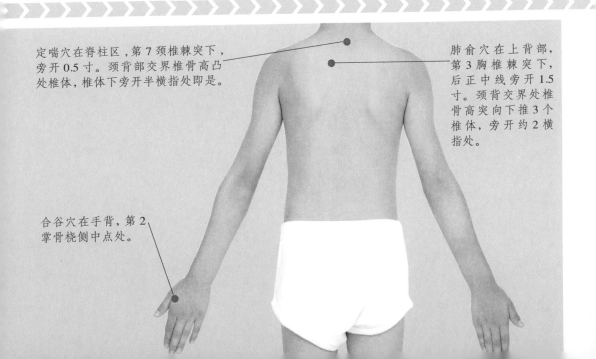

定喘穴在脊柱区，第7颈椎棘突下，旁开0.5寸。颈背部交界椎骨高凸处椎体，椎体下旁开半横指处即是。

肺俞穴在上背部，第3胸椎棘突下，后正中线旁开1.5寸。颈背交界处椎骨高突向下推3个椎体，旁开约2横指处。

合谷穴在手背，第2掌骨桡侧中点处。

# 小儿营养不良

体重不增或者减轻，肌肉松弛，脸色苍白，严重者出现肌肉萎缩，运动功能发育迟缓，免疫力差且智力低下。不注意喂养、患有某种疾病等都会导致小儿营养不良。中医认为小儿营养不良主要与脾胃虚弱有关，可以从健脾和胃着手进行调理。

每穴 10~20 分钟
每天 1 次
10 天 1 疗程
灸至小儿饮食恢复正常
身体素质改善

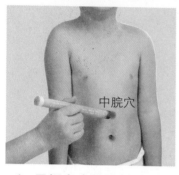

中脘穴

## 1 悬提灸中脘穴畅达中焦气机

用艾条悬提灸中脘穴 20 分钟，也可用艾盒灸或隔姜灸。

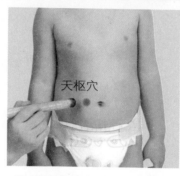

天枢穴

## 2 悬提灸天枢穴调肠健脾

用艾条悬提灸天枢穴 10~15 分钟，也可用艾盒灸或隔姜灸。

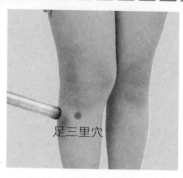

足三里穴

## 3 悬提灸足三里穴健脾和胃

用艾条悬提灸足三里穴 20 分钟，也可用隔姜灸。

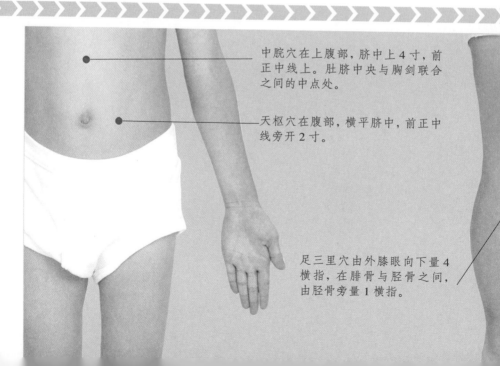

中脘穴在上腹部，脐中上 4 寸，前正中线上。肚脐中央与胸剑联合之间的中点处。

天枢穴在腹部，横平脐中，前正中线旁开 2 寸。

足三里穴由外膝眼向下量 4 横指，在腓骨与胫骨之间，由胫骨旁量 1 横指。

## 艾灸时出现的情况

- 嗜睡
- 体重增加
- 身体变强壮

吃饭不定时、偏食等都是营养不良的主要原因，家长要注意。

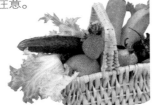

## 出现这些情况的解决办法

嗜睡是因为营养不良的儿童体质较差，艾灸后，阳气进入体内后，容易产生疲倦感。艾灸能够增强脾胃的吸收功能，促进营养物质的吸收，还能增强体质，有利于儿童发育。

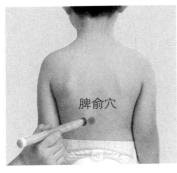

脾俞穴

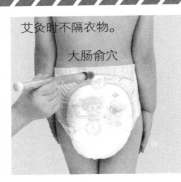

艾灸时不隔衣物。

大肠俞穴

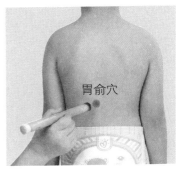

胃俞穴

### 4 悬提灸脾俞穴温补脾气

用艾条悬提灸脾俞穴20分钟，也可用艾盒灸或隔姜灸。

### 5 悬提灸大肠俞穴调肠理气

用艾条悬提灸大肠俞穴20分钟，也可用艾盒灸或隔姜灸。

### 6 悬提灸胃俞穴消食导滞

用艾条悬提灸胃俞穴20分钟，也可用艾盒灸或隔姜灸。

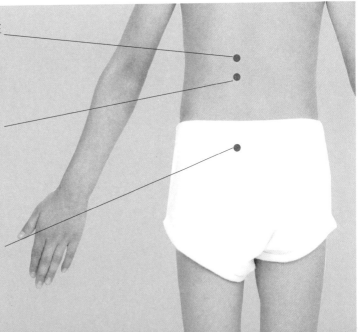

脾俞穴在脊柱区，第11胸椎棘突下，后正中线旁开1.5寸。

胃俞穴在脊柱区，第12胸椎棘突下，后正中线旁开1.5寸。肚脐水平线与脊柱相交椎体处，往上推2个椎体，下缘旁开1.5寸处。

大肠俞穴在脊柱区，第4腰椎棘突下，后正中线旁开1.5寸。两侧髂嵴连线与脊柱交点，旁开1.5寸处。

# 小儿腹泻

孩子腹泻也有很多类型，过食生冷，或感受风寒后引起的腹泻，中医称之为寒泻；孩子肠胃积热，或外受暑湿引起腹泻，称为热泻；父母喂养不当，或孩子吃得过多引起的腹泻，称为伤食泻；孩子久病久泻，或身体虚弱引起腹泻，称为脾虚泻。

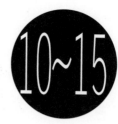

每穴 10~15 分钟
每天 1 次
5 天 1 疗程
灸至大便逐渐成形
排便次数减少

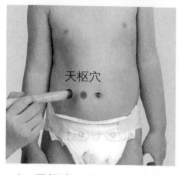

## 1 悬提灸天枢穴调肠助运

用艾条悬提灸天枢穴 10~15 分钟，也可用艾盒灸或隔姜灸。

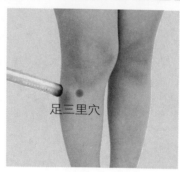

## 2 悬提灸足三里穴健脾祛湿

用艾条悬提灸足三里穴 10~15 分钟，也可用回旋灸。

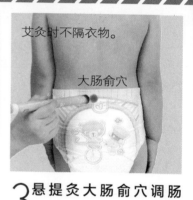

艾灸时不隔衣物。

## 3 悬提灸大肠俞穴调肠止泻

用艾条悬提灸大肠俞穴 10~15 分钟，也可用艾盒灸或隔姜灸。

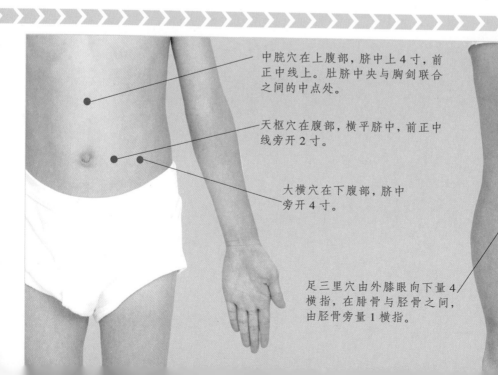

中脘穴在上腹部，脐中上 4 寸，前正中线上。肚脐中央与胸剑联合之间的中点处。

天枢穴在腹部，横平脐中，前正中线旁开 2 寸。

大横穴在下腹部，脐中旁开 4 寸。

足三里穴由外膝眼向下量 4 横指，在腓骨与胫骨之间，由胫骨旁量 1 横指。

## 艾灸时出现的情况

- 大便逐渐成形
- 排便次数逐渐减少
- 口干舌燥

及时给孩子补充水分，以防止腹泻造成的脱水。

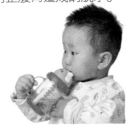

## 出现这些情况的解决办法

艾灸通过热刺激调理脾胃、补益气血、温脾，达到治愈腹泻的目的。艾灸时，很多人会出现口干舌燥现象，这是体内阴阳调和的表现。多喝点白开水，能帮助身体尽快达到阴阳平衡。

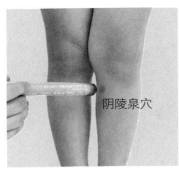

阴陵泉穴

### 4 悬提灸阴陵泉穴化湿止泻

用艾条悬提灸阴陵泉穴10~15分钟，也可用回旋灸。

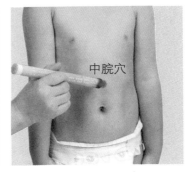

中脘穴

### 5 悬提灸中脘穴调中助运

用艾条悬提灸中脘穴10~15分钟，也可用艾盒灸或隔姜灸。

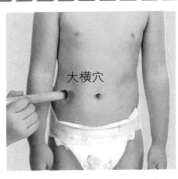

大横穴

### 6 悬提灸大横穴调肠理气

用艾条悬提灸大横穴10~15分钟，也可用回旋灸。

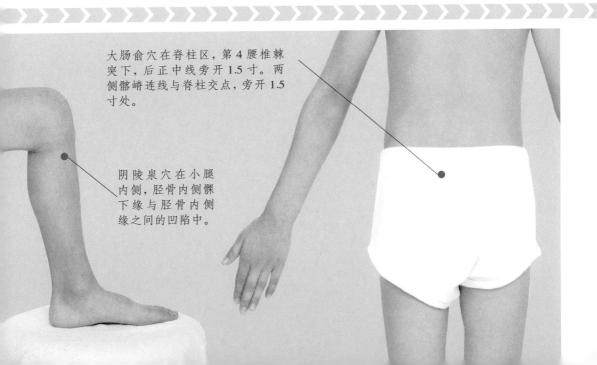

大肠俞穴在脊柱区，第4腰椎棘突下，后正中线旁开1.5寸。两侧髂嵴连线与脊柱交点，旁开1.5寸处。

阴陵泉穴在小腿内侧，胫骨内侧髁下缘与胫骨内侧缘之间的凹陷中。

# 小儿遗尿

3岁以上儿童熟睡时不由自主地排出尿液，轻者数夜一次，重者每夜一次甚至数次。肾气能制约津液与膀胱，有"固摄"功能。在肾气制约下，下行津液注入膀胱储存，到了一定的量将其排出体外。若肾气不足，不足以制约膀胱的开合功能，就会发生遗尿。

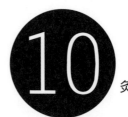

**10**

每穴 10 分钟
每天 1 次
7 天 1 疗程
灸至遗尿情况减少
睡眠质量提高

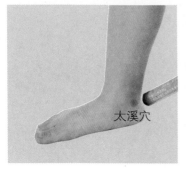

太溪穴

**1** 悬提灸太溪穴补肾固摄
用艾条悬提灸 10 分钟，也可用隔姜灸。

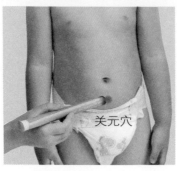

关元穴

**2** 悬提灸关元穴益肾生精
用艾条悬提灸关元穴 5~10 壮，也可用隔姜灸或艾盒灸。

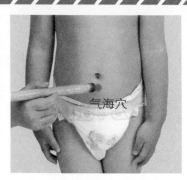

气海穴

**3** 悬提灸气海穴益肾固精
用艾条悬提灸气海穴 5~10 壮，也可用隔姜灸或艾盒灸。

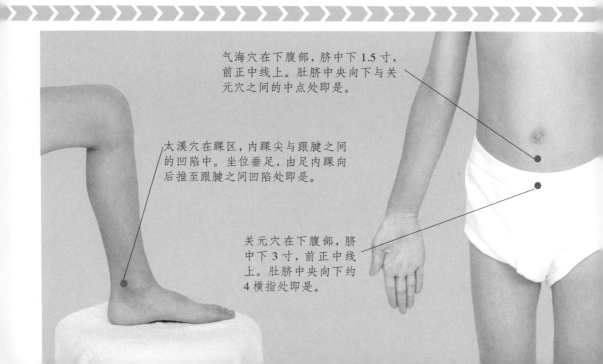

气海穴在下腹部，脐中下 1.5 寸，前正中线上。肚脐中央向下与关元穴之间的中点处即是。

太溪穴在踝区，内踝尖与跟腱之间的凹陷中。坐位垂足，由足内踝向后推至跟腱之间凹陷处即是。

关元穴在下腹部，脐中下 3 寸，前正中线上。肚脐中央向下约 4 横指处即是。

## 艾灸时出现的情况

- 排尿逐渐正常
- 睡眠过沉
- 口干舌燥

夜间家长要注意孩子是否尿床，及时更换内裤和被褥。

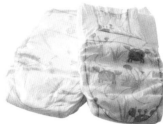

## 出现这些情况的解决办法

艾灸能提升盆底肌的张力，从而改善膀胱功能，使遗尿现象减少。孩子白天玩得太猛，精力消耗过多会导致睡得过沉，无法控制排尿，家长应督促孩子排空残余尿、换内裤和被褥。

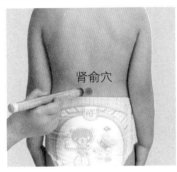

肾俞穴

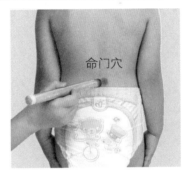

命门穴

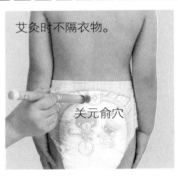

艾灸时不隔衣物。

关元俞穴

### 4 悬提灸肾俞穴除寒强身
用艾条悬提灸肾俞穴10分钟，也可用艾盒灸或隔姜灸。

### 5 悬提灸命门穴补肾填精
用艾条悬提灸命门穴10分钟，也可用艾盒灸或隔姜灸。

### 6 悬提灸关元俞穴调理下焦
用艾条悬提灸关元俞穴10分钟，也可用艾盒灸或隔姜灸。

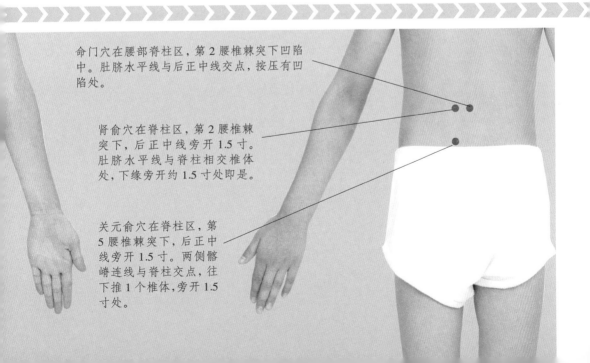

命门穴在腰部脊柱区，第2腰椎棘突下凹陷中。肚脐水平线与后正中线交点，按压有凹陷处。

肾俞穴在脊柱区，第2腰椎棘突下，后正中线旁开1.5寸。肚脐水平线与脊柱相交椎体处，下缘旁开约1.5寸处即是。

关元俞穴在脊柱区，第5腰椎棘突下，后正中线旁开1.5寸。两侧髂嵴连线与脊柱交点，往下推1个椎体，旁开1.5寸处。

# 小儿多动症

小动作不断，坐不住，不能集中注意力，容易被外界因素干扰，情绪上缺乏控制力，容易激动，好与人争吵，性格倔强。小儿体质脆弱，稚阴未长，而且生机蓬勃，对阴精物质的需求增多，易引起阴虚阳亢的变化。小儿"肝常有余"，容易烦躁、脾气大。

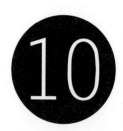

**10**

每穴 10 分钟
每天 1 次
3~5 天 1 疗程
灸至症状改善
孩子注意力提升

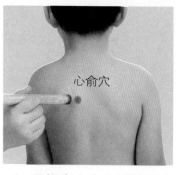

## 1 悬提灸心俞穴通络安心除烦

用艾条悬提灸心俞穴 10 分钟，也可用艾盒灸或隔姜灸。

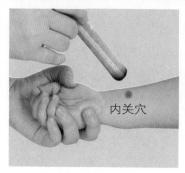

## 2 悬提灸内关穴宁心安神

用艾条悬提灸内关穴 10 分钟，也可用隔姜灸。

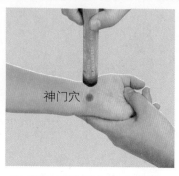

## 3 悬提灸神门穴宁心安神

用艾条悬提灸神门穴 10 分钟，也可用隔姜灸。

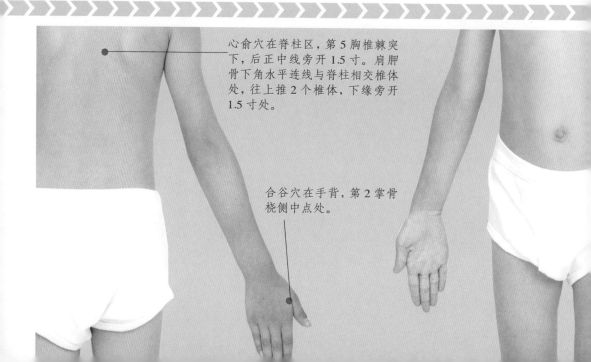

心俞穴在脊柱区，第 5 胸椎棘突下，后正中线旁开 1.5 寸。肩胛骨下角水平连线与脊柱相交椎体处，往上推 2 个椎体，下缘旁开 1.5 寸处。

合谷穴在手背，第 2 掌骨桡侧中点处。

## 艾灸时出现的情况

- 注意力比较难集中
- 症状减缓较慢
- 疲劳困倦

孩子体质较弱，除了增加营养外还要多锻炼。

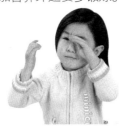

### 出现这些情况的解决办法

艾灸能够滋阴敛肝，息风定痉，从而改善多动、注意力不集中的症状。疲劳困倦是因为多动症儿童先天禀赋往往不足，体质较弱。艾灸后，阳气进入体内后，容易产生疲倦感。

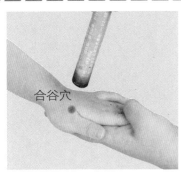

合谷穴

**4 悬提灸合谷穴疏经通络**
用艾条悬提灸合谷穴 10 分钟，也可用隔姜灸。

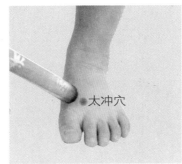

太冲穴

**5 悬提灸太冲穴疏肝理气**
用艾条悬提灸太冲穴 10 分钟，也可用隔姜灸。

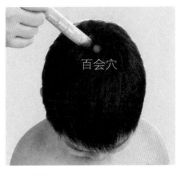

百会穴

**6 悬提灸百会穴安神定惊**
用艾条悬提灸百会穴 5~10 壮，也可用隔姜灸。

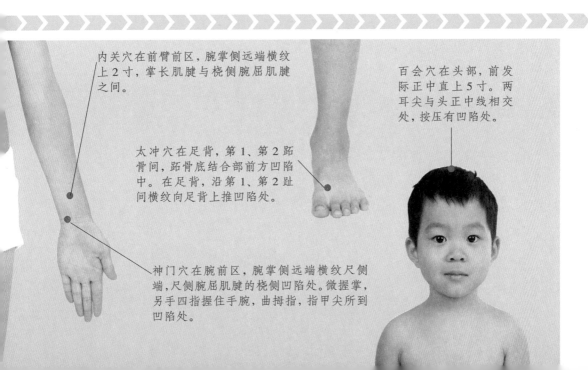

内关穴在前臂前区，腕掌侧远端横纹上 2 寸，掌长肌腱与桡侧腕屈肌腱之间。

百会穴在头部，前发际正中直上 5 寸。两耳尖与头正中线相交处，按压有凹陷处。

太冲穴在足背，第 1、第 2 跖骨间，跖骨底结合部前方凹陷中。在足背，沿第 1、第 2 趾间横纹向足背上推凹陷处。

神门穴在腕前区，腕掌侧远端横纹尺侧端，尺侧腕屈肌腱的桡侧凹陷处。微握掌，另手四指握住手腕，曲拇指，指甲尖所到凹陷处。

# 小儿厌食症

孩子厌食跟脾胃薄弱有关，吃进的食物运化不了，积滞体内，久而久之，肠胃也跟着出问题，反过来又影响了食欲。不要总是过分担忧孩子营养不够或不够胖，采用各种方法强迫孩子吃东西，长期如此，孩子会生出逆反心理，开始厌恶饮食，导致食欲低下。

每穴 10 分钟
每天 1 次
10 天 1 疗程
灸至食欲改善
排泄功能正常

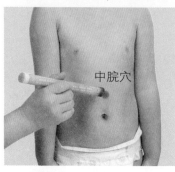
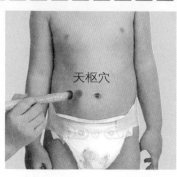

**1 悬提灸足三里穴健脾和胃**
用艾条悬提灸足三里穴 10 分钟，也可用隔姜灸。

**2 悬提灸中脘穴畅达中焦气机**
用艾条悬提灸中脘穴 10 分钟，也可用艾盒灸或隔姜灸。

**3 悬提灸天枢穴调肠导滞**
用艾条悬提灸天枢穴 10 分钟，也可用艾盒灸或隔姜灸。

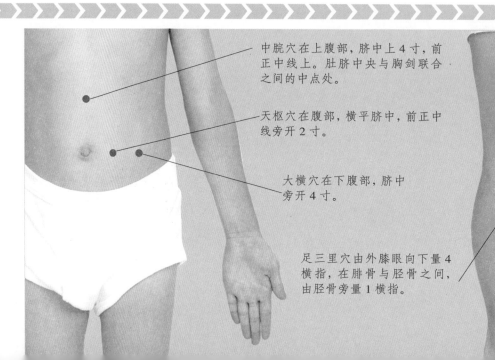

中脘穴在上腹部，脐中上 4 寸，前正中线上。肚脐中央与胸剑联合之间的中点处。

天枢穴在腹部，横平脐中，前正中线旁开 2 寸。

大横穴在下腹部，脐中旁开 4 寸。

足三里穴由外膝眼向下量 4 横指，在腓骨与胫骨之间，由胫骨旁量 1 横指。

## 艾灸时出现的情况

- 食欲恢复
- 便秘
- 出现灸疱

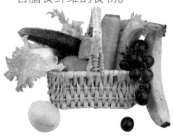

注意给孩子多喝水，多吃富含膳食纤维的食物。

## 出现这些情况的解决办法

脾胃功能恢复，会渐渐感觉到有胃口，并有饥饿感。孩子长期厌食气血较弱，无力推动肠胃蠕动排泄，可能会便秘，应坚持艾灸，补充水分和膳食纤维。注意火力和距离，避免灼伤。

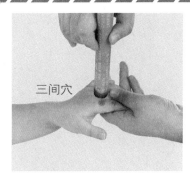

**4 悬提灸三间穴消食化滞**

用艾条悬提灸三间穴10分钟，也可用回旋灸。

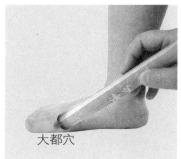

**5 悬提灸大都穴清泻肠腑**

用艾条悬提灸大都穴10分钟，也可用回旋灸。

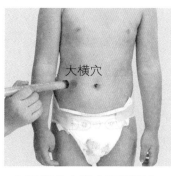

**6 悬提灸大横穴调肠理气**

用艾条悬提灸大横穴10分钟，也可用艾盒灸或隔姜灸。

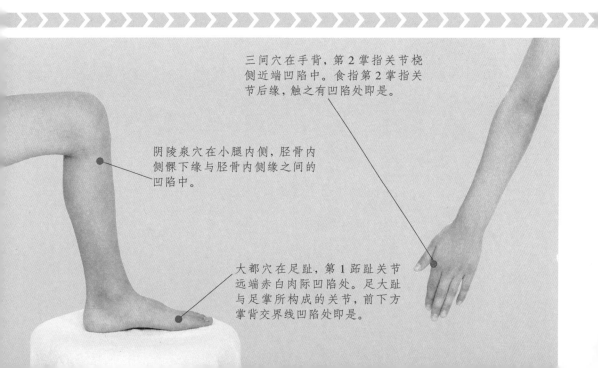

三间穴在手背，第2掌指关节桡侧近端凹陷中。食指第2掌指关节后缘，触之有凹陷处即是。

阴陵泉穴在小腿内侧，胫骨内侧髁下缘与胫骨内侧缘之间的凹陷中。

大都穴在足趾，第1跖趾关节远端赤白肉际凹陷处。足大趾与足掌所构成的关节，前下方掌背交界线凹陷处即是。

# 小儿咳嗽

咳嗽是一种防御性反射运动，可阻止异物吸入，防止支气管分泌物积聚，清除分泌物避免呼吸道继发感染。任何病因引起呼吸道急、慢性炎症均可引起咳嗽。除气管内有异物外，中医认为脏腑虚损、外邪侵袭、肺失宣降、肺阳不足为导致咳嗽的主要原因。

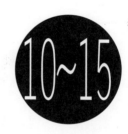

**10~15**

每穴 10~15 分钟
每天 1 次
5 天 1 疗程
灸至咳嗽减轻
分泌物减少

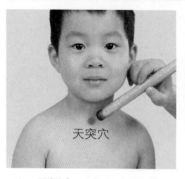

天突穴

**1 悬提灸天突穴止咳平喘**
用艾条悬提灸天突穴 10~15 分钟，也可用隔姜灸。

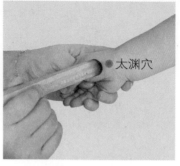

太渊穴

**2 悬提灸太渊穴理气清肺**
用艾条悬提灸太渊穴 10~15 分钟，也可用隔姜灸。

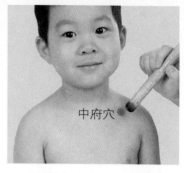

中府穴

**3 悬提灸中府穴止咳镇痛**
用艾条悬提灸中府穴 10~15 分钟，也可用艾盒灸或隔姜灸。

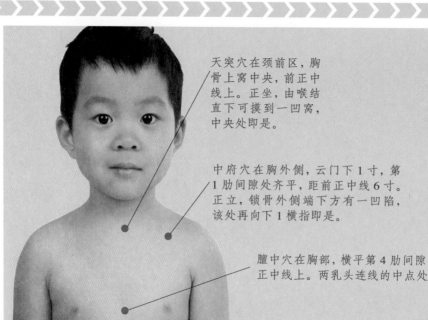

天突穴在颈前区，胸骨上窝中央，前正中线上。正坐，由喉结直下可摸到一凹窝，中央处即是。

中府穴在胸外侧，云门下 1 寸，第 1 肋间隙处齐平，距前正中线 6 寸。正立，锁骨外侧端下方有一凹陷，该处再向下 1 横指即是。

膻中穴在胸部，横平第 4 肋间隙，前正中线上。两乳头连线的中点处。

## 艾灸时出现的情况

- 咽喉部肿痛逐渐消失
- 呼吸通畅
- 咳嗽加重、流眼泪

在给孩子灸胸腹部或面部穴位时，可选用无烟艾条。

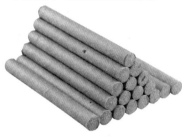

### 出现这些情况的解决办法

艾灸能消炎，可起到活血化瘀，祛除病气的作用。坚持艾灸，等于给我们的脏腑一个强大的支撑，那么随之而来的是疾病慢慢好转到痊愈。若咳嗽加重，可选用无烟艾条，或让孩子平躺。

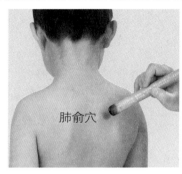

**4 悬提灸肺俞穴宣通肺气**

用艾条悬提灸肺俞穴10~15分钟，也可用艾盒灸或隔姜灸。

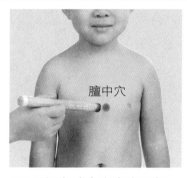

**5 悬提灸膻中穴宽胸理气**

用艾条悬提灸膻中穴10~15分钟，也可用艾盒灸或隔姜灸。

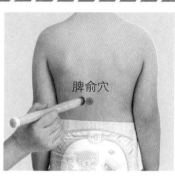

**6 悬提灸脾俞穴益气健脾**

用艾条悬提灸脾俞穴10~15分钟，也可用艾盒灸或隔姜灸。

太渊穴在腕部，桡骨茎突与舟状骨之间，拇长展肌腱尺侧凹陷中。掌心向上，腕横纹外侧摸到桡动脉，其外侧即是。

肺俞穴在上背部，第3胸椎棘突下，后正中线旁开1.5寸。颈背交界处椎骨高突向下推3个椎体，旁开约2横指处。

脾俞穴在脊柱区，第11胸椎棘突下，后正中线旁开1.5寸。

# 小儿疳积

孩子患上疳积大多是由营养失衡造成的。父母总喂一些高营养食物，这些肥甘厚味吃多了，会加重脾胃负担，伤害脾胃之气，耗伤气血津液，滞积中焦，所以孩子的肚子越来越大，四肢却还是很瘦。如果疳积时间过长，还会使孩子气血两亏，身体变得越来越虚弱。

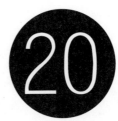

**20**

每穴 20 分钟
每天 1 次
7 天 1 疗程
灸至消化功能正常
可以正常排泄

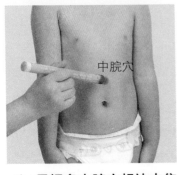

中脘穴

**1** 悬提灸中脘穴畅达中焦气机

用艾条悬提灸中脘穴 20 分钟，也可用艾盒灸或隔姜灸。

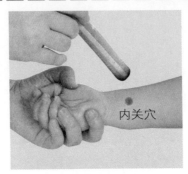

内关穴

**2** 悬提灸内关穴和营通络

用艾条悬提灸内关穴 20 分钟，也可用隔姜灸。

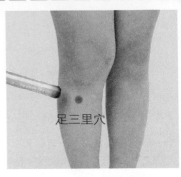

足三里穴

**3** 悬提灸足三里穴健脾和胃

用艾条悬提灸足三里穴 20 分钟，也可用隔姜灸。

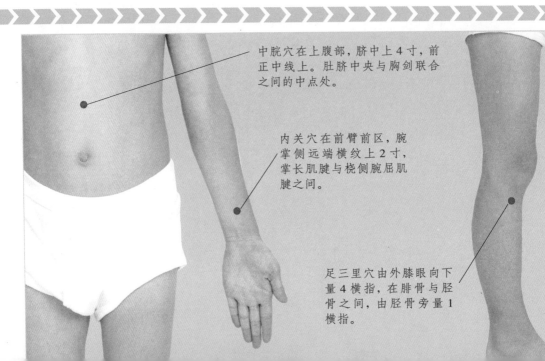

中脘穴在上腹部，脐中上 4 寸，前正中线上。肚脐中央与胸剑联合之间的中点处。

内关穴在前臂前区，腕掌侧远端横纹上 2 寸，掌长肌腱与桡侧腕屈肌腱之间。

足三里穴由外膝眼向下量 4 横指，在腓骨与胫骨之间，由胫骨旁量 1 横指。

## 艾灸时出现的情况

- 排便次数增加
- 食欲增加
- 嗜睡

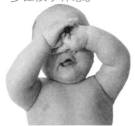

孩子艾灸后嗜睡，要多让孩子休息。

## 出现这些情况的解决办法

艾灸能够健脾和胃，促使肠胃蠕动，将积存的废物通过排便清出体外，因此初期会有排便增加的现象，持续艾灸会恢复正常，并能改善食欲。艾灸后，阳气进入体内，易产生疲倦感。

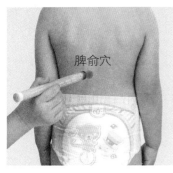

脾俞穴

### 4 悬提灸脾俞穴温补脾气

用艾条悬提灸脾俞穴20分钟，也可用艾盒灸或隔姜灸。

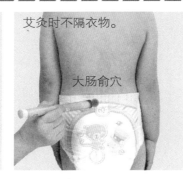

艾灸时不隔衣物。

大肠俞穴

### 5 悬提灸大肠俞穴加强胃肠蠕动

用艾条悬提灸大肠俞穴20分钟，也可用艾盒灸或隔姜灸。

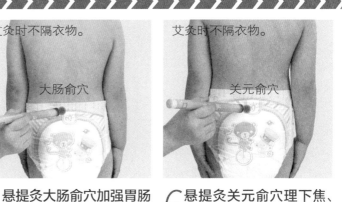

艾灸时不隔衣物。

关元俞穴

### 6 悬提灸关元俞穴理下焦、化积滞

用艾条悬提灸关元俞穴20分钟，也可用艾盒灸或隔姜灸。

脾俞穴在脊柱区，第11胸椎棘突下，后正中线旁开1.5寸。

大肠俞穴在脊柱区，第4腰椎棘突下，后正中线旁开1.5寸。两侧髂嵴连线与脊柱交点，旁开1.5寸处。

关元俞穴在脊柱区，第5腰椎棘突下，后正中线旁开1.5寸。两侧髂嵴连线与脊柱交点，往下推1个椎体，旁开1.5寸处。

# 附录：艾灸常见穴位取穴速查表（按笔画多少排列）

## 二画

| 穴位 | 位置 | 页码 |
|---|---|---|
| 十七椎穴 | 在腰区，后正中线上，第 5 腰椎棘突下凹陷中 | 135 |

## 三画

| 穴位 | 位置 | 页码 |
|---|---|---|
| 三间穴 | 在手背，第 2 掌指关节桡侧近端凹陷中 | 199 |
| 三焦俞穴 | 在脊柱区，第 1 腰椎棘突下，后正中线旁开 1.5 寸 | 164 |
| 三阴交穴 | 在小腿内侧，内踝尖上 3 寸，胫骨内侧缘后际 | 37 |
| 子宫穴 | 在下腹部，脐中下 4 寸，前正中线旁开 3 寸 | 140 |
| 下脘穴 | 在上腹部，脐中上 2 寸，前正中线上 | 72 |
| 大肠俞穴 | 在脊柱区，第 4 腰椎棘突下，后正中线旁开 1.5 寸 | 94 |
| 大都穴 | 在足趾，第 1 跖趾关节远端赤白肉际凹陷处 | 87 |
| 大横穴 | 在下腹部，脐中旁开 4 寸 | 64 |
| 大杼穴 | 在脊柱区，第 1 胸椎棘突下，后正中线旁开 1.5 寸 | 127 |
| 大椎穴 | 在脊柱区，第 7 颈椎棘突下凹陷中，后正中线上 | 45 |
| 大陵穴 | 在腕前区，腕掌侧远端横纹中，掌长伸肌与桡侧腕屈肌腱之间 | 90 |
| 上星穴 | 在头部，前发际正中直上 1 寸 | 76 |

## 四画

| 穴位 | 位置 | 页码 |
|---|---|---|
| 丰隆穴 | 在小腿外侧，外踝尖上 8 寸，胫骨前肌的外缘 | 59 |
| 天枢穴 | 在腹部，横平脐中，前正中线旁开 2 寸 | 35 |
| 天突穴 | 在颈前区，胸骨上窝中央，前正中线上 | 68 |
| 太白穴 | 在跖区，第 1 跖趾关节近端赤白肉际凹陷处 | 87 |
| 太冲穴 | 在足背，第 1、第 2 跖骨间，跖骨底结合部前方凹陷中 | 77 |
| 太渊穴 | 在腕部，桡骨茎突与舟状骨之间，拇长展肌腱尺侧凹陷中 | 63 |
| 太溪穴 | 在踝区，内踝尖与跟腱之间的凹陷中 | 47 |
| 太阳穴 | 在头部，眉梢与目外眦之间，向后约 1 寸的凹陷中 | 63 |
| 云门穴 | 在胸部，锁骨下窝凹陷中，肩胛骨喙突内缘，前正中线旁开 6 寸 | 62 |
| 中极穴 | 在下腹部，脐中下 4 寸，前正中线上 | 132 |

| 中冲穴 | 在手指，中指末端最高点 | 186 |
|---|---|---|
| 中脘穴 | 在上腹部，脐中上 4 寸，前正中线上 | 65 |
| 中府穴 | 在胸外侧，云门下 1 寸，第 1 肋间隙处齐平，距前正中线 6 寸 | 68 |
| 中封穴 | 在踝区，内踝前，胫骨前肌腱的内侧缘凹陷处 | 77 |
| 巨阙穴 | 在上腹部，脐中上 6 寸，前正中线上 | 79 |
| 孔最穴 | 在前臂内侧面，腕掌侧远端横纹上 7 寸，尺泽穴与太渊穴连线上 | 94 |
| 内关穴 | 在前臂前区，腕掌侧远端横纹上 2 寸，掌长肌腱与桡侧腕屈肌腱之间 | 90 |
| 手三里穴 | 在前臂，肘横纹下 2 寸，阳溪与曲池连线上 | 84 |
| 气海穴 | 在下腹部，脐中下 1.5 寸，前正中线上 | 35 |
| 风池穴 | 在颈后区，枕骨之下，胸锁乳突肌上端与斜方肌上端之间的凹陷中 | 62 |
| 心俞穴 | 在脊柱区，第 5 胸椎棘突下，后正中线旁开 1.5 寸 | 115 |
| 尺泽穴 | 在肘部，肘横纹上，肱二头肌腱桡侧缘凹陷中 | 68 |

## 五画

| 穴位 | 位置 | 页码 |
|---|---|---|
| 四神聪 | 在百会穴前、后、左、右各旁开 1 寸，共 4 穴 | 76 |
| 归来穴 | 在下腹部，脐中下 4 寸，前正中线旁开 2 寸 | 142 |

## 六画

| 穴位 | 位置 | 页码 |
|---|---|---|
| 百会穴 | 在头部，前发际正中直上 5 寸 | 45 |
| 列缺穴 | 在前臂，腕掌侧远端横纹上 1.5 寸，拇短伸肌腱与拇长展肌腱之间 | 67 |
| 曲池穴 | 在肘部，尺泽与肱骨外上髁连线的中点处 | 59 |
| 曲泽穴 | 在肘前区，肘横纹上，肱二头肌腱的尺侧缘凹陷中 | 104 |
| 曲骨穴 | 在下腹部，耻骨联合上缘，前正中线上 | 162 |
| 后溪穴 | 在手内侧，第 5 掌指关节尺侧近端赤白肉际凹陷中 | 85 |
| 行间穴 | 在足背，第 1、第 2 趾间，趾蹼缘后方赤白肉际处 | 99 |
| 合谷穴 | 在手背，第 2 掌骨桡侧中点处 | 47 |
| 关元穴 | 在下腹部，脐中下 3 寸，前正中线上 | 35 |
| 关元俞穴 | 在脊柱区，第 5 腰椎棘突下，后正中线旁开 1.5 寸 | 97 |
| 血海穴 | 在股前区，髌底内侧端上 2 寸，股内侧肌隆起处 | 37 |
| 阳池穴 | 在腕后区，腕背侧远端横纹上，指总伸肌腱的尺侧缘凹陷中 | 37 |
| 阳陵泉穴 | 小腿外侧，腓骨头前下方凹陷中 | 98 |
| 阳交穴 | 小腿外侧，外踝尖上 7 寸，腓骨后缘 | 75 |
| 阴陵泉穴 | 在小腿内侧，胫骨内侧髁下缘与胫骨内侧缘之间的凹陷中 | 59 |

| 阴交穴 | 在下腹部，脐中下1寸，前正中线上 | 119 |
| 地机穴 | 在小腿内侧，阴陵泉下3寸，胫骨内侧缘后际 | 59 |
| 至阳穴 | 在脊柱区，第7胸椎棘突下凹陷中，后正中线上 | 115 |
| 会阳穴 | 在骶尾部，尾骨尖旁开0.5寸 | 145 |

## 七画

| 穴位 | 位置 | 页码 |
| --- | --- | --- |
| 劳宫穴 | 在掌区，横平第3掌指关节近端，第2、第3掌骨之间偏于第3掌骨 | 80 |
| 足三里穴 | 由外膝眼向下量4横指，在腓骨与胫骨之间，由胫骨旁量1横指处 | 37 |
| 听宫穴 | 在面部，耳屏正中与下颌骨髁突之间的凹陷中 | 88 |
| 肝俞穴 | 在脊柱区，第9胸椎棘突下，后正中线旁开1.5寸 | 83 |
| 迎香穴 | 在面部，鼻翼外缘中点旁，鼻唇沟中 | 63 |
| 身柱穴 | 在背部，当后正中线上，第3胸椎棘突下凹陷中 | 156 |
| 志室穴 | 在腰部，第2腰椎棘突下，后正中线旁开3寸 | 168 |

## 八画

| 穴位 | 位置 | 页码 |
| --- | --- | --- |
| 肾俞穴 | 在脊柱区，第2腰椎棘突下，后正中线旁开1.5寸 | 45 |
| 委中穴 | 在膝后区，腘横纹中点 | 127 |
| 命门穴 | 在脊柱区，第2腰椎棘突下凹陷中 | 37 |
| 肺俞穴 | 在脊柱区，第3胸椎棘突下，后正中线旁开1.5寸 | 57 |
| 鱼际穴 | 在手外侧，第1掌骨桡侧中点，赤白肉际处 | 87 |
| 肩井穴 | 在肩胛区，第7颈椎棘突与肩峰最外侧点连线的中点 | 155 |
| 肩髎穴 | 在三角肌区，肩峰角与肱骨大结节两骨间凹陷中 | 128 |
| 肩髃穴 | 在肩峰前下方，当肩峰与肱骨头大结节之间凹陷处 | 129 |
| 肩贞穴 | 在肩胛区，肩关节后下方，腋后纹直上1寸 | 128 |
| 承山穴 | 在小腿后区，腓肠肌两肌腹与肌腱交角处 | 59 |
| 定喘穴 | 在脊柱区，横平第7颈椎棘突下，后正中线旁开0.5寸 | 101 |
| 乳根穴 | 在胸部，第5肋间隙，前正中线旁开4寸 | 136 |

## 九画

| 穴位 | 位置 | 页码 |
| --- | --- | --- |
| 胃俞穴 | 在脊柱区，第12胸椎棘突下，后正中线旁开1.5寸 | 191 |
| 养老穴 | 在前臂外侧，腕背横纹上1寸，尺骨头桡侧凹陷中 | 85 |
| 神门穴 | 在腕前区，腕掌侧远端横纹尺侧端，尺侧腕屈肌腱的桡侧凹陷处 | 80 |

| 神阙穴 | 在脐区，脐中央即是 | 35 |

## 十画

| 穴位 | 位置 | 页码 |
| --- | --- | --- |
| 涌泉穴 | 在足底，屈足卷趾时足心最凹陷处 | 73 |

## 十一画

| 穴位 | 位置 | 页码 |
| --- | --- | --- |
| 梁门穴 | 在上腹部，脐中上 4 寸，前正中线旁开 2 寸 | 117 |

## 十二画

| 穴位 | 位置 | 页码 |
| --- | --- | --- |
| 期门穴 | 在胸部，第 6 肋间隙，前正中线旁开 4 寸 | 122 |
| 脾俞穴 | 在脊柱区，第 11 胸椎棘突下，后正中线旁开 1.5 寸 | 57 |
| 然谷穴 | 在足内侧，足舟骨粗隆下方，赤白肉际处 | 37 |
| 落枕穴 | 在手背侧，当第 2、第 3 掌骨间，指掌关节后约 0.5 寸处 | 85 |

## 十三画

| 穴位 | 位置 | 页码 |
| --- | --- | --- |
| 照海穴 | 在足内侧，内踝尖下方 1 寸，内踝下缘边际凹陷中 | 71 |
| 腰阳关穴 | 在腰部脊椎区，第 4 腰椎棘突下凹陷中，后正中线上 | 82 |

## 十四画

| 穴位 | 位置 | 页码 |
| --- | --- | --- |
| 膈俞穴 | 在脊柱区，第 7 胸椎棘突下，后正中线旁开 1.5 寸 | 78 |
| 膀胱俞穴 | 在骶区，横平第 2 骶后孔，骶正中嵴旁 1.5 寸 | 165 |
| 箕门穴 | 在股前部，髌底内侧端与冲门穴连线上，髌底内侧端上 8 寸处 | 145 |
| 膏肓穴 | 在脊柱区，第 4 胸椎棘突下，后正中线旁开 3 寸 | 156 |

## 十七画及以上

| 穴位 | 位置 | 页码 |
| --- | --- | --- |
| 翳风穴 | 在耳垂后方，乳突下端前方凹陷中 | 88 |
| 膻中穴 | 在胸部，横平第 4 肋间隙，前正中线上（两乳头连线的中点处） | 68 |
| 臂臑穴 | 在臂部，曲池上 7 寸，三角肌前缘处 | 129 |

**图书在版编目（CIP）数据**

艾灸补虚除寒湿 / 吴中朝主编 . —— 北京：中国轻工业
出版社，2017.8

ISBN 978-7-5184-1371-3

Ⅰ . ①艾… Ⅱ . ①吴… Ⅲ . ①艾灸 Ⅳ . ① R245.81

中国版本图书馆 CIP 数据核字（2017）第 078577 号

责任编辑：高惠京　　责任终审：劳国强　　版式设计：小　雪
策划编辑：龙志丹　　责任校对：李　靖　　责任监印：张京华

出版发行：中国轻工业出版社（北京东长安街 6 号，邮编：100740）
印　　刷：北京博海升彩色印刷有限公司
经　　销：各地新华书店
版　　次：2017 年 8 月第 1 版第 1 次印刷
开　　本：720×1000　1/16　印张：13
字　　数：200 千字
书　　号：ISBN 978-7-5184-1371-3　　定价：39.80 元
邮购电话：010-65241695 传真：65128352
发行电话：010-85119835　85119793　　传真：85113293
网　　址：http : //www.chlip.com.cn
E-mail : club@chlip.com.cn
如发现图书残缺请直接与我社邮购联系调换
161132S2X101ZBW